これからはじめる

歯科医のための科学英語論文ガイド

> ジャーナル・論文のしくみがわかると読み方も書き方も上手くなる

兒玉直紀　編著

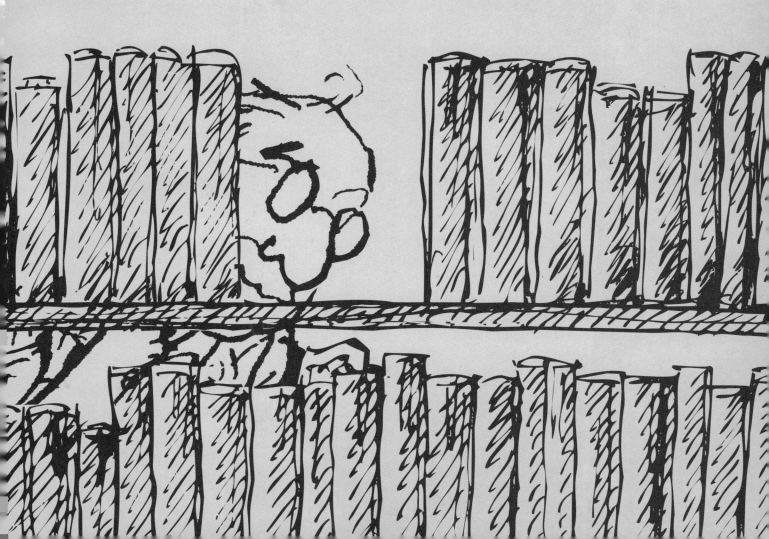

This book is originally published in Japanese
under the title of :

KOREKARA HAJIMERU
SHIKAI-NOTAMENO KAGAKU EIGO RONBUN GUIDE
JOUNAL/RONBUN-NO SHIKUMI-GA WAKARUTO
YOMIKATA-MO KAKIKATA-MO UMAKU-NARU

(A basic guide to reading and writing scientific papers in English for dentists)

Editor:

KODAMA, Naoki
  Senior assistant professor
  Department of Prosthodontics, Division of Dentistry, Okayama University Hospital

© 2025 1st ed.

ISHIYAKU PUBLISHERS, INC.
  7-10 Honkomagome 1 chome, Bunkyo-ku,
  Tokyo 113-8612, Japan

序

　歯科臨床は日進月歩であり，次から次へと新知見，新技術（新材料含む）が発表されていることに疑いの目を持つ人はいないと想像する．では，我々はその新知見や新技術の情報をどのようにして得るのであろうか？　一部のエキスパートオピニオンからなのか？　それとも，インターネットや書籍などの媒体からなのか？　どの方法も決して間違っているとはいえない．しかし，本当に必要な情報は，他者から与えられるより，自身で探して得るものではないかと考える．それは偏に自身と他者との興味が異なるからである．

　Evidence-based medicine（EBM），Evidence-based dentistry（EBD）という用語が一昔前に比べてずいぶん浸透した．きっとこの書籍を手に取った多くの方にとって聞き覚えのある用語であろうかと思う．EBM，EBD の概念はすでに歯学部卒前教育においても教えられており，さらに学部の講義において EBM，EBD を学習する場として科学英語論文の精読を行った人もいることであろう．そのような経験がある方には，ぜひ当時の記憶を思い出してほしい．すらすら科学英語論文を読んで理解できたであろうか？　英語に長けている場合を除いて，ほとんどの人が苦手意識をもちながら科学英語論文と向き合っていた姿が容易に想像できてしまう．

　さらに，一部の読者を除き，科学英語論文の読み方，書き方を一から教わることはないのではなかろうか．かくいう私も，諸先輩の真似をしながら科学英語論文を書いてみては適宜修正してもらってきた経験があるし，科学英語論文を抄読する機会があってもただひたすらに知らない用語をつど調べては直訳しながら読んでいたものである．しかし，世の中には科学英語論文の読み方，書き方の解説書なるものが存在することを知り，その解説書を読むことで科学英語論文に対するイメージがずいぶん好転した．

　そのような筆者の経験も踏まえて，このたび「歯科医のための科学英語論文ガイド」を上梓することとなった．世の中の多くの科学英語論文の解説書が医学系のものであり，歯学系のテーマを取り扱った解説書があれば良いなと前々から思っていたことが本書を執筆する最大の動機となった．「歯科医のための」と銘打っているが，科学英語論文に触れる機会のある歯科医療従事者の皆様に手に取って読んでもらえたら幸いである．最後に，本書の制作に際し，医歯薬出版株式会社の上田雄介氏，志村健作氏には多大なるご尽力を賜りこの場を借りて感謝申し上げたい．

児玉直紀

Contents

序 …… iii

Guide 1 論文の読み解きに必要な基本知識

1 学術雑誌独自の専門用語 …… 2

2 代表的な歯科系学術雑誌 …… 4

3 あなたに必要な論文の種類は？（科学英語論文の基本的タイプ）…… 8

4 Clinical questionを立案し，文献検索をしよう！ …… 10

Guide 2 論文読み解きガイド

1 Original articleの読み方 …… 18

2 Editorial / Letter to the Editorの読み方 …… 23

3 Case reportの読み方 …… 28

4 Short communicationの読み方 …… 34

5 Review articleの読み方 …… 40

Guide 3 論文がジャーナルに掲載されるまで
〜知っておきたい投稿の流れ/書き方ガイド〜

1 科学英語論文を書くための準備〜報告ガイドラインを把握する〜 …… 48

2 科学英語論文の書き方をマスターする …… 54

3 科学英語論文を投稿する前に〜最終チェックで必要なこと〜 …… 60

4 科学英語論文を投稿してみよう！ …… 67

5 科学英語論文投稿その後 …… 74

6 Reviewerの心得 …… 79

7 総括：科学英語論文の読み方・書き方 …… 86

編著者一覧 …… 88

Guide

1

論文の読み解きに
必要な基本知識

1 学術雑誌独自の専門用語

兒玉直紀

　学術雑誌を読むうえで，いくつか知っておくべき用語を最初に紹介したい．読者の皆様であればきっと「インパクトファクター」という言葉は聞いたことがあると想像する．また最近では，よく「Q1（Q1ジャーナル）」も耳にするのではないかと推察する．よって，本節は学術雑誌・科学英語論文によく登場する用語をいくつか解説したい．

1. Impact Factor
（インパクトファクター，IF）
　科学英語論文雑誌の影響度を評価する指標で，同じ分野のジャーナル同士を定量的に比較する一つの手段とされている．過去2年間にジャーナルに掲載された論文の被引用状況をもとに，毎年新たな数値が算出されている．つまり，IFは「対象年に引用された回数÷対象年の前2年間に対象誌に掲載された論文数」で計算される（図1）．

2. Q1 ジャーナル
　そのジャーナルの属する分野内でIF順にジャーナルを並べた場合，相対的な位置を示す尺度として四分位（Quartile）が用いられる．Q1からQ4までの4段階となっており，Q1とはトップ25％以内のジャーナルのことをいう．分野ごとにIFが異なることがあるため，近年では研究者の能力（業績）を評価するうえでIFの総数よりQ1ジャーナルの総数を重要視することも多々ある．

3. Top 10%（1%）補正論文
　Top10％（1％）補正論文とは，論文の被引用数が各分野の上位10％（1％）に入る論文の抽出後，実数で論文数の1/10（1/100）となるように補正を加えた論文数を指す．

4. h-index
　発表した論文のうち，被引用数がh回以上ある論文がh本以上ある場合，これを満たす数値hがその研究者のh-index．つまり，被引用回数が10回以上ある論文を10本以上有している場合，h-indexは10となる．

例：あるジャーナルAの2024年のIFを計算する場合

2024年におけるジャーナルAのIF

$= \dfrac{（2022年の掲載論文が2024年に引用された回数）+（2023年の掲載論文が2024年に引用された回数）}{（2022年にジャーナルAに掲載された論文の総数）+（2023年にジャーナルAに掲載された論文の総数）}$

図1　IFの算出方法

5. 被引用回数

ある論文がどれだけ他の論文に引用されているかを示す指標．"被引用回数が大きいから良い論文である"とは言い切れないが，"引用される回数が多いほど他の研究者から注目されていて，信用されているまたは興味を示されている"とはいえるのではなかろうか．

なお，被引用回数に関しては，"Google scholar"より検索ワードを入力すれば下記のように該当論文が表示され，各論文の被引用回数が表示される（図2）．

6. 5年インパクトファクター（5-Year Impact Factor）

通常は直前2年分で計算するIFを直前5年分の論文データで計算したもの．掲載から引用までの期間が長い分野のジャーナルに向いている．

7. i10-index

10回以上引用された論文の報数．たとえば，ある著者のi10-indexが30である場合，その著者の論文において10回以上引用された論文数が30存在するといえる．

8. Cited half-life（被引用半減期）

情報の新しさ（寿命）を示す指標として用いられる．学術雑誌に掲載された論文がどれだけ長く引用されているかを示す指標．引用された雑誌がその年に受けた総被引用回数を年度別に遡って，その累計百分比が50％にあたる年に至るまでを算出．

9. Immediacy index（最新文献指数）

ある学術雑誌においてその年に掲載された論文が，いかに多く同年中に引用されているかを示す指数．先端分野のジャーナルの比較に有用とされている．

その他学術論文独自の専門用語は多数存在するが，少なくとも上記の指標は知っておいてほしいと考える．

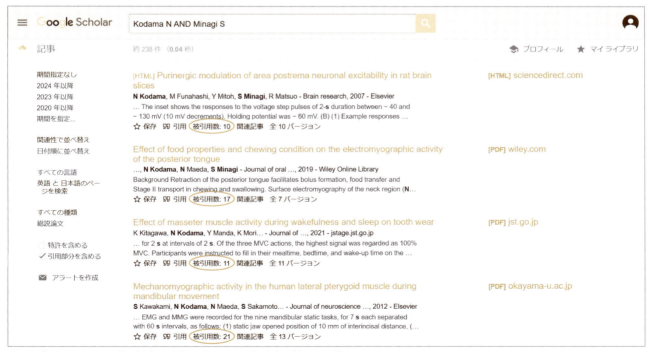

図2 "Google scholar"で検索した際に表示される各論文の被引用回数

2 代表的な歯科系学術雑誌

兒玉直紀

　世の中には多くの歯科系学術雑誌が存在することをご存知であろうか. 歯科補綴学分野, 口腔インプラント学分野, 歯周病学分野, 歯内療法学分野, 口腔外科学分野, 歯科理工学分野など歯科系学術雑誌は分野ごとに細分化されている. 一方で, あえて専門分野を細分化させず歯科全般を扱うジャーナルも多く存在する.

　本稿では, それぞれの分野の代表的な歯科系学術雑誌を紹介したい（Impact Factor〔IF〕は 2024 年版の値を表示）.

歯科補綴学分野

1. Journal of Prosthodontic Research
IF：3.2 ／ Q1 ジャーナル
https://www.jstage.jst.go.jp/browse/jpr
　公益社団法人日本補綴歯科学会が発行している国際補綴誌であり,「Dentistry, Oral Surgery & Medicine」分野で Q1 ジャーナルに位置している. 臨床疫学, 歯科補綴学全般（固定性補綴, 可撤性補綴, 口腔インプラント）, 高齢者歯科学, 生体材料学, 接着歯学, 口腔生理学, 口腔機能, 顎顔面補綴, 口腔顔面痛, 補綴関連の基礎科学と広い範囲を対象としている.

2. Journal of Prosthetic Dentistry
IF：4.3 ／ Q1 ジャーナル
https://www.thejpd.org/
　Elsevier 社から毎月発行されている歯科補綴学のジャーナルで, 歯科補綴学および歯科保存学に特化している. このジャーナルは, 米国の主要 24 の国際的な補綴歯科組織の公式出版物でもある. ここでは, 最新の技術, 歯科材料, 研究結果に関するタイムリーでかつ独自性の高い記事が掲載されている. 高度な診療を行っている補綴歯科医や一般歯科医を読者層に考えており, 多くの治療手順を段階的に説明するカラー写真も充実している.

口腔インプラント学分野

1. Clinical Oral Implants Research
IF：4.8 ／ Q1 ジャーナル
https://onlinelibrary.wiley.com/journal/16000501
　口腔インプラント学系雑誌の中で以前より最も IF が高いとされているジャーナルで, Wiley 社から発刊されている. 口腔インプラント学およびデジタルデンティストリーを含む関連分野における科学的進歩に関する論文を掲載しており, 後述の『Clinical Implant Dentistry and Related Research』よりもデジタル関連の論文が掲載されているイメージである.

2. Clinical Implant Dentistry and Related Research

IF：3.7 ／ Q1 ジャーナル

https://onlinelibrary.wiley.com/journal/17088208

『Clinical Oral Implants Research』同様，Wiley 社が発行している口腔インプラント学系分野における IF が第 2 位のジャーナルである．オッセオインテグレーテッドインプラント，骨生物学，骨移植，および骨代替物の臨床および基礎研究に関する原著論文や総説を公開している．当ジャーナルの焦点は，創傷治癒およびオッセオインテグレーションに関する基礎科学研究に加えて，エビデンスに基づく記事の公開，新しい口腔インプラント，技術，および多施設研究の評価にある．

3. International Journal of Implant Dentistry

IF：3.1 ／ Q1 ジャーナル

https://journalimplantdent.springeropen.com/

公益社団法人日本口腔インプラント学会と Deutsche Gesellschaft für Implantologie（ドイツインプラント学会，DGI）が共同発行しているオープンアクセスジャーナルで Springer 社が発刊している．年々 IF が上昇しており，2024 年度には IF が 3.1 まで上昇して，ついに「Dentistry, Oral Surgery & Medicine」分野で Q1 ジャーナルの地位を獲得した．

歯周病学分野

1. Journal of Clinical Periodontology

IF：5.8 ／ Q1 ジャーナル

https://onlinelibrary.wiley.com/journal/1600051X

European Federation of Periodontology（欧州歯周病学連盟）の公式出版物として知られているジャーナルであり，歯周病学および関連分野における科学的および臨床的進歩に関する情報提供を目的

としている．「Dentistry, Oral Surgery & Medicine」分野のジャーナルの中でも 2024 年度の IF が上位 3 位に相当している．

2. Journal of Periodontology

IF：4.2 ／ Q1 ジャーナル

https://aap.onlinelibrary.wiley.com/journal/19433670

1930 年に設立されたジャーナルであり，American Academy of Periodontology（米国歯周病学会）の公式出版物である．歯周病学のみならず，インプラント学分野もカバーしており，歯周病学とインプラント学の分野における最先端の基礎研究，トランスレーショナルリサーチ，臨床研究に関して掲載されている．

3. Periodontology 2000

IF：17.5 ／ Q1 ジャーナル

https://onlinelibrary.wiley.com/journal/16000757

Wiley 社が発行している歯周病学の国際ジャーナルであり，年 3 回発刊されている．「Dentistry, Oral Surgery & Medicine」分野で 2024 年度の IF が最高値であったジャーナルである．歯周病学に関する研究・臨床両面のトピックを扱っており，掲載論文はすべて原著論文ではなく総説となっており，先述の歯周病学関連ジャーナルの補足的役割も担っている．その特性上 Review 系雑誌ともいえるが，歯周病学分野に特化しているため本項に記載する．

歯内療法学分野

1. International Endodontic Journal

IF：5.4 ／ Q1 ジャーナル

https://onlinelibrary.wiley.com/journal/13652591

British Endodontic Society and an official publication of the, Danish Endodontic Society, and Irish

Endodontic Society（英国歯内科学会）および European Society of Endodontology（欧州歯内療法学会）の公式出版物として，Wiley 社から発刊されている．歯髄および歯根周囲領域の健康，損傷，疾患，およびそれらと全身健康との関連についての報告を取り扱っている．

2. Journal of Endodontics

IF：3.5 ／ Q1 ジャーナル

https://www.jendodon.com/

American Association of Endodontics（米国歯内療法協会）の公式出版物として，Elsevier 社から毎月発刊されている．歯髄保存や歯内療法の材料および方法について評価する科学英語論文，症例報告，比較研究が掲載されている．この分野は急速に変化しているため，歯内療法専門医・一般歯科医ともにこのジャーナルを通して根管治療の新しい概念や最新の技術と器具の進歩について学ぶことができると謳っている．

口腔外科学分野

1. Oral Oncology

IF：4.0 ／ Q1 ジャーナル

https://www.sciencedirect.com/journal/oral-oncology

Elsevier 社から発刊されており，頭頸部腫瘍患者の病因，疫学，予防，臨床的特徴，診断，治療，管理に関する高品質の未発表の研究，臨床試験，総説，論説，解説が掲載されているジャーナルである．

歯科理工学分野

1. Dental Materials

IF：4.6 ／ Q1 ジャーナル

https://www.sciencedirect.com/journal/dental-materials

Academy of Dental Materials（歯科材料アカデ

ミー）の公式出版物であり，歯科材料の特性や性能，あるいは材料に対する宿主組織の反応に焦点をあてた基礎的・応用的な臨床研究および実験室での研究に関する原著論文が掲載されている．その他には，歯科臨床における応用技術や歯科技工の技術報告も含まれている．

歯科全般

1. Journal of Dental Research

IF：5.7 ／ Q1 ジャーナル

https://journals.sagepub.com/home/jdr

言わずと知れた歯科系科学英語論文雑誌の最高峰とされているジャーナル．通称"JDR"．International Association of Dental Research（IADR，国際歯科研究学会）および American Association of Dental Research（AADR，米国歯科研究学会）が発行しているジャーナルであり，Sage Publications 社より出版されている．歯科系全体の内容を広くカバーしているジャーナルである．歯科系雑誌の中で IF が最も高いとされており，採択率はきわめて低い．

2. Journal of Dentistry

IF：4.8 ／ Q1 ジャーナル

https://www.sciencedirect.com/journal/journal-of-dentistry

Elsevier 社から発刊されている歯科保存学分野の国際的なジャーナルと位置付けられている．歯科保存学分野に位置しているものの，実際には歯科疾患全般の管理，歯周病学，歯内療法学，歯科治療，固定および可撤性補綴学，生体材料学，疫学および口腔衛生を含む長期的な臨床試験，新しい機器や技術，臨床と関連のある口腔生物学およびトランスレーショナルリサーチを対象としている．

総説雑誌

1. Japanese Dental Science Review

IF：5.7 ／ Q1 ジャーナル

https://www.sciencedirect.com/journal/
japanese-dental-science-review

　総説を主としており，医学中央雑誌刊行会より発刊されているジャーナル，つまり国内発のジャーナルである．多くの歯学系ジャーナルにおいて総説は広く扱われているが，総説に特化したジャーナルは非常に少ない．Japan Dental Association（公益社団法人日本歯科医師会）の公式出版物である．

2. Journal of Evidence-Based Dental Practice

IF：4.1 ／ Q1 ジャーナル

https://www.sciencedirect.com/journal/
journal-of-evidence-based-dental-practice

　Elsevier 社より年 4 回発刊されている総説に特化したジャーナルである．タイムリーな未発表の記事および臨床的手技と治療の結果・成果に関する記事が掲載されている．このジャーナルでは，文献で発表された確固たる臨床的証拠に基づいて手順の使用または不使用を推奨している．

3 あなたに必要な論文の種類は？（科学英語論文の基本的タイプ）

兒玉直紀

いつ，どんなときに科学英語論文を読むのか？

研究者が科学英語論文を読もうとするのは，①自身に関連のある研究の手技，②ある現象の理論，③自身の研究と類似した実験系における既知の事実，④世界のトップレベルの研究成果，などを知りたいときではないだろうか．一方，臨床家にとっては，①類似症例における治療法の選択基準，②ある治療法の予後，③その治療法に関するエビデンス，などを知りたいときではないかと考える．

研究者・臨床家いずれも常に前述のような状況に身を投じており，つまりほとんどの人が科学英語論文を読む必要があるといえよう．

科学英語論文の基本的タイプは？

続いて各学術雑誌内の構成について解説したい．一言で「科学英語論文」といっても 1 冊の学術雑誌の中には多くの種類の論文が含まれている．

普段から科学英語論文に慣れ親しんでいる方がすぐに思い浮かべる代表的な論文は，"Original article（原著論文）"であろう．Original article は学術雑誌の中でいわゆる花形ともいえるもので，Original article の質がそのジャーナルの質に直結するといっても過言ではない．なぜなら，学術雑誌の大義は Original article に代表されるような新知見を示す場だからである．そして，筆者の知る限り Original article が掲載されていない学術雑誌はない．さらに，前述した Impact Factor（IF，インパクトファクター）に影響することも関係している．

では，Original article だけで学術雑誌が構成されているか，といわれるとそうではない．多くの学術雑誌では，以下の項目から構成されている

1. Editorial（論説）　　　　☞ Guide2.2

ほとんどすべての科学英語論文は，Editorial と呼ばれる出版社側のコメントから始まる．

2. Letter to the Editor（編集者への手紙）
☞ Guide2.2

毎回の出版物に掲載されるわけではないが，著者から編集者へ何かしらのコメントが送られたときに掲載される．

3. Original article（原著論文）
☞ Guide2.1

先述の通り，科学英語論文雑誌の主役は Original article であるといっても過言ではない．科学英語論文雑誌には主に新規性のある研究結果を報告した論文を掲載することにより，その立場を保っているのである．

4. Review article（総説） ☞ Guide2.5

　科学英語論文雑誌における主役が Original article であるとするならば，Review article もその次に科学英語論文雑誌を支える論文であると個人的に考える．科学英語論文雑誌の最たる目的が新規性の発表であるとするならば，それと同時に高いエビデンスの獲得・担保も科学英語論文雑誌の責務であるといえる．そのために Review article が存在するといえる．

5. Case report（症例報告） ☞ Guide2.3

　臨床系のジャーナルにおいてはときどき Case report が掲載されている．しかし，その割合は Original article や Review article に比べると圧倒的に少ない．その理由については Guide2.3 で後述したい．

6. Short communication（短報）

☞ Guide2.4

　科学英語論文において，ときどき Short communication が掲載されている．Case Report と同様に，Short communication の掲載割合は少ない．その特徴については，Guide2.4 で後述したい．

7. Technical procedure（技術的方法）

　新規材料，新規術式を学ぶうえで学術雑誌が非常に役立つときがある．ただし，Technical procedure が掲載される雑誌は限定的であると考える．

8. Erratum, Corrigendum（誤植または正誤表）

　著者自身が気づいた，結論に影響を与えないような小さな修正やミスに対して用いられることが多い．当然ながら誤植等がない限り存在しないため，毎回 Erratum や Corrigendum が掲載されるわけではない．

　その他に，Proceeding（会議録）と呼ばれる国際学会の抄録をまとめた雑誌，さらには Thesis と呼ばれる主として博士課程の学位論文をまとめたジャーナルもある．しかし，これらの論文はいわゆる Original article（科学英語論文）とは一線を画すべきであると個人的には考える．

4 Clinical questionを立案し，文献検索をしよう！

兒玉直紀

本節は必要な論文を検索するための方法ならびにClinical question（またはResearch question）の立案について，拙著のReview article[1]および関連するReview article[2]をもとに解説したい．

Clinical questionの立案

まずは，臨床（または研究）を行ううえでの問題や疑問を抽出し，わかりやすい疑問に整理する．次に，疑問をPICOという定式にあてはめる（図1）．PICO（ピコ）とは，Patient（患者），Intervention（介入），Control（対照），Outcome（アウトカム）の頭文字をとった用語であり，Patient, Exposure（曝露），Control, Outcome（PECO：ペコ）と呼ばれることもある．

PICOは原則疑問形とし，① Yes or Noで回答できるもの，または② What（何が）？やWhich（どちらが）？で構成され，かならずPICOの4項目に関する語句を含むように作成される．たとえば，①であれば

> "Do edentulous individuals who wear mandibular conventional dentures or implant-retained overdentures rate their general satisfaction, oral and general health quality of life differently?（従来の下顎全部床義歯やインプラントオーバーデンチャーを装着している無歯顎者は，満足度，口腔および全身関連QoLを異なって評価するか？）[2]"

となり，②であれば

> "What is the impact of mandibular 2-IOD on patient-based outcomes as compared with conventional dentures in completely edentulous individuals?（上下無歯顎者において，従来の全部床義歯と比較して，下顎の2-IODが患者関連アウトカムにどのような影響を与えるか？）[1]"

となる．さらに，解答を提供できると考えられる研究デザインを明確に想定する必要がある．

Clinical question
上下無歯顎者において，従来の全部床義歯と比較して，下顎の2-IODが患者関連アウトカムにどのような影響を与えるか？

PICO
- P：上下無歯顎者に対して
- I：下顎2-IODを適用した場合
- C：従来の全部床義歯と比較して
- O：患者関連アウトカムに差があるか

図1　Clinical questionとPICOの実例

文献検索データベース

　文献検索を行うための検索サイトとして，PubMed，Cochrane Library，Google scholar，医学中央雑誌ならびに日本医療機能評価機構Mindsなどがあげられる．ここでは科学英語論文を検索する代表的なデータベースである，PubMedおよびCochrane Libraryの利用方法について解説したい．

　PubMedとは，NIH（米国国立衛生研究所：National Institute of Health）の一機関であるNLM（米国国立医学図書館：National Library of Medicine）内の，NCBI（米国国立生物工学情報センター：National Center for Biotechnology Information）が運営している文献検索データベースである．PubMedでは多くの生命科学や生物医学に関する論文が収載されており，掲載されている論文の多くのAbstract（要約）と一部の論文のフルテキストを無料で読むことができる（図2）．

　一方，Cochrane LibraryはCochrane共同計画（Cochrane Collaboration）が発行する複数のデータベースから構成されており，Evidence-based medicineを実践するうえで非常に有益な情報が多く収載されている．良質なReview articleを掲載しているCochrane Database of Systematic Reviews（CDSR），論文がすでに出版された臨床研究が収載されているCochrane Central Register of Controlled Trials（CENTRAL）を含む，計6つのデータベースを検索することができる（図3）．

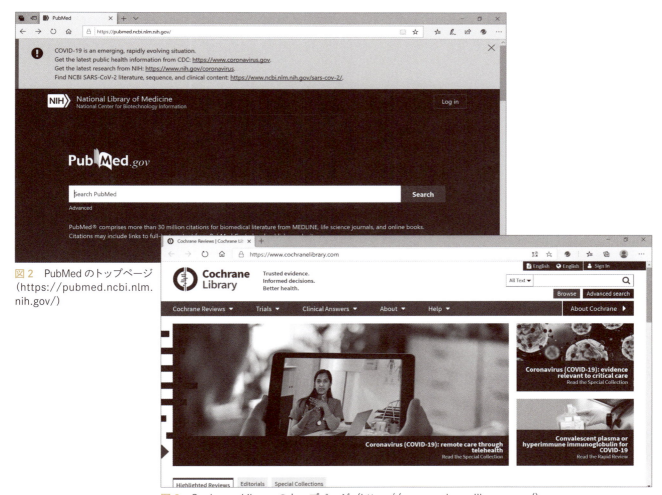

図2　PubMedのトップページ（https://pubmed.ncbi.nlm.nih.gov/）

図3　Cochrane Libraryのトップページ（https://www.cochranelibrary.com/）

PubMed を用いた文献検索の実例

ここでは参考文献[1]をもとに解説したい．単に，数ワードによる文献検索であれば図4のように該当する単語を入力するだけで構わないが，拙著[1]のClinical questionに関連するPICOを入力して検索すると，わずか15件の論文しかHitしなかった．当然この方法では不十分である．

そこで，Advanced searchを有効に利用してほしい．以下に，参考文献[1,2]で用いた実際の検索方法（Search strategyと呼ぶ）を示す．今回のターゲットは無歯顎患者（P）のうち全部床義歯（C）または下顎インプラントオーバーデンチャー（I）装着者であるため，図5のように想像できるキーワードをいくつか入力する．検索ワードは括弧でくくり，すべてORで結ぶ．次に，関連するアウトカム（O）を先ほどと同様に入力する（図6）．検索ワードは大まかなものだけでなく具体的な名称も含めておくと良い．そして，今までの検索グループを（ANDを用いて）統合することで（図7），2つの要因を満たす検索が終了する（図8）．参考文献ではランダム化比較試験（RCT）のみを対象としていたため，次いでRCTに特化した検索方法を適用し（図9, 10），最終的に図11のような検索結果となった．今回はReview articleであり幅広く文献検索を行うことが要求されるため大規模な検索となったが，実際にはもっと絞り込みを行い，検索総数を減らすべきである．ただし，図4のように最初から絞り込みすぎてしまうと重要な論文にHitしないため注意が必要である．

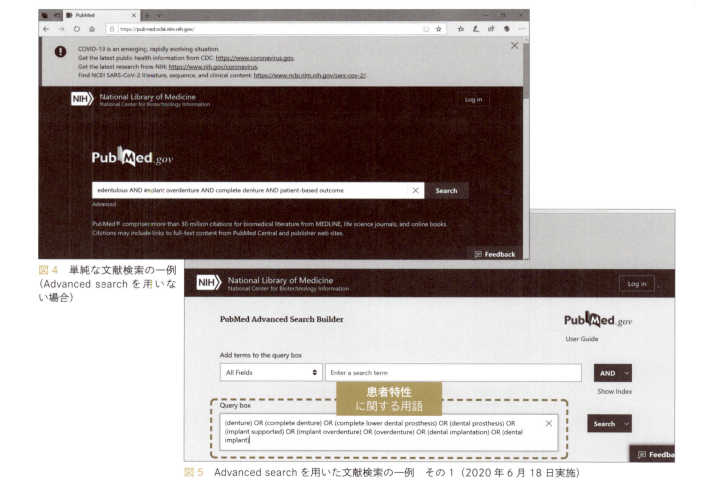

図4 単純な文献検索の一例（Advanced searchを用いない場合）

図5 Advanced searchを用いた文献検索の一例 その1（2020年6月18日実施）

Cochrane Library の利用方法

2020年6月20時点で，CDSR に掲載されている歯科関連の Review article は，「Surgical removal versus retention for the management of asymptomatic disease-free impacted wisdom teeth（無症状無病の埋伏智歯の管理のための抜歯と保存）」であった(図12)．タイトルのすぐそばには該当論文の PICO および Abstract が掲載されており，ここでも

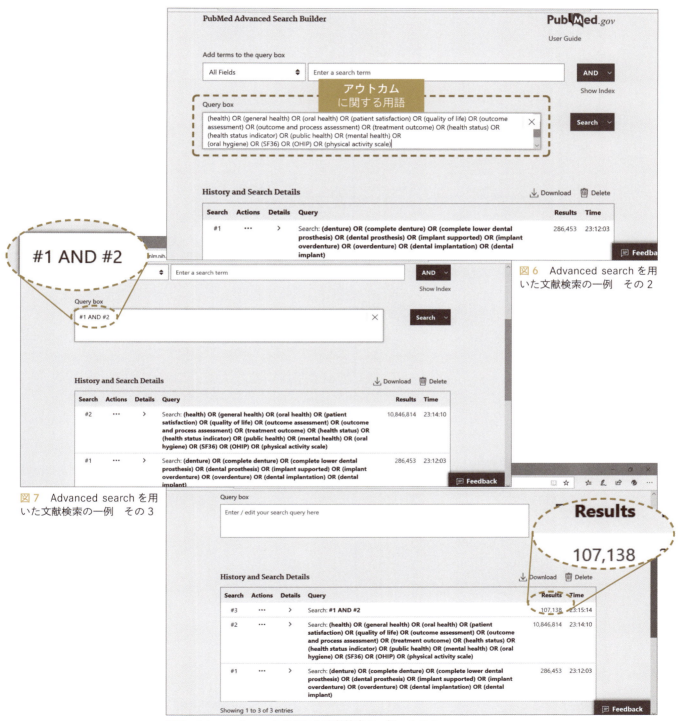

図6 Advanced search を用いた文献検索の一例　その2

図7 Advanced search を用いた文献検索の一例　その3

図8 Advanced search を用いた文献検索の一例　その4

PICOの概念を把握しておく必要がある．なお，全文はダウンロードできないもののタイトルをクリックすれば主要な結果が掲載されており，この場で内容を十分確認することができる．

またCENTRALに掲載されている当時最新の歯科関連の臨床研究の論文は，「Does the pre-emptive administration of paracetamol or ibuprofen reduce trans and postoperative pain in primary molar

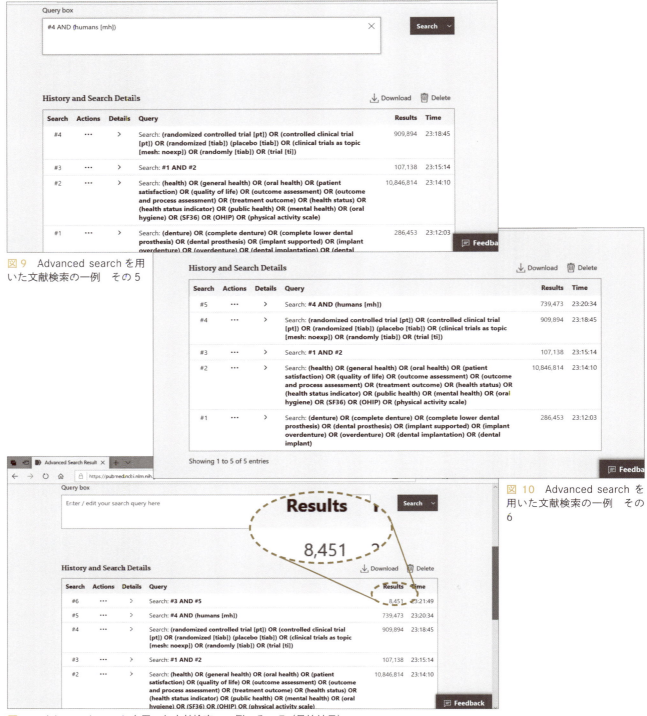

図9 Advanced searchを用いた文献検索の一例 その5

図10 Advanced searchを用いた文献検索の一例 その6

図11 Advanced searchを用いた文献検索の一例 その7（最終結果）

extraction? A randomized placebo-controlled clinical trial（パラセタモールまたはイブプロフェンの術前投与は，乳臼歯抜歯における術中および術後の疼痛を軽減するか？―無作為化プラセボ対照臨床試験―）」であった（図13）．CDSR，CENTRALともに日本語で検索することが可能であるが，英語版のほうが日本語版よりデータが新しく，最新の知見を把握したい場合には英語版での検索をお勧めする．

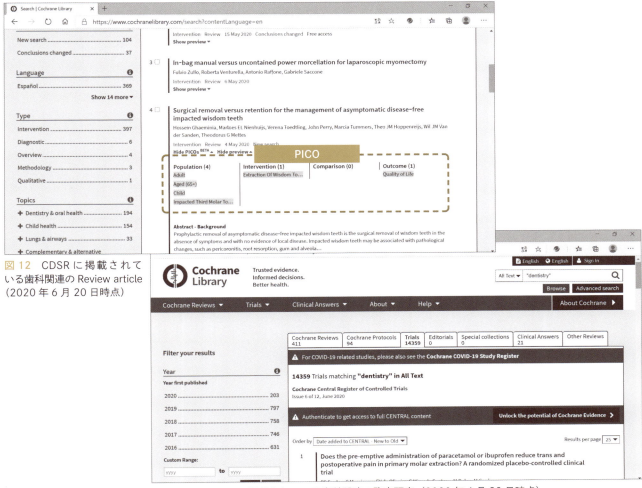

図12 CDSRに掲載されている歯科関連のReview article（2020年6月20日時点）

図13 CENTRALに掲載されている歯科関連の臨床研究（2020年6月20日時点）

文献

1) Kodama N, Singh BP, Cerutti-Kopplin D, Feine J, Emami E. Efficacy of mandibular 2-implant overdenture: An updated meta-analysis on patient-based outcomes. JDR Clin Trans Res. 2016; 1(1): 20-30.
2) Emami E, Heydecke G, Rompré PH, de Grandmont P, Feine JS. Impact of implant support for mandibular dentures on satisfaction, oral and general health-related quality of life: A meta-analysis of randomized-controlled trials. Clin Oral Implants Res. 2009; 20(6): 533-544.

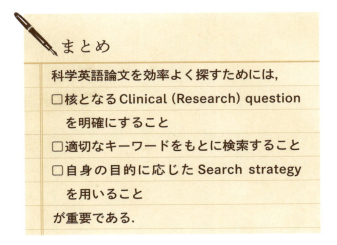

まとめ

科学英語論文を効率よく探すためには，
□ 核となるClinical (Research) questionを明確にすること
□ 適切なキーワードをもとに検索すること
□ 自身の目的に応じたSearch strategyを用いること
が重要である．

Guide

2

論文読み解き
ガイド

1 Original article の読み方

兒玉直紀

実践：科学英語論文を読んでみよう！

実際に科学英語論文を読む前に，まずはその構成を知っておく必要がある．一般的に科学英語論文は，「Abstract（要約）」，「Introduction（緒言）」，「Materials & methods（方法・材料）」，「Results（結果）」，「Discussion（考察）」，「Conclusion（結論）」，「References（参考文献）」，「Acknowledgement（謝辞）」で構成されている（図1）．

本節は，歯科関連の科学英語論文雑誌で高いImpact Factor を有している『Clinical Oral Implant Research』に2019年に掲載された臨床関連の論文より「A within-subject clinical trial on the conversion of mandibular two-implant to three-implant overdenture：Patient-centered outcomes and willingness to pay（下顎2インプラントオーバーデンチャーから3インプラントオーバーデンチャーへの

変更に関する被験者内臨床試験：患者中心アウトカムと支払意思額）[1]」を例に，科学英語論文の読み方を解説したい．

1. Abstract（要約）

論文の流れを掴むうえで重要セクションであり，概要が250 words 程度で要約されている．また多くの読者が Abstract を読んで自身に必要であるか否かを判断することが多いため，各著者が力を入れて記述している．よって Abstract を読んで研究の目的，主要な結果を掴んでおくことが大事である．また Abstract の近くには論文のキーワードが列挙されており，併せて把握しておくことをお勧めしたい（図2）．

近年，Abstract はこの論文のように "The purpose of this study was to…" と研究の目的から始まることが多い．以前は同じ研究テーマの背景を解説していたが，文字数の制限により関連する研究の背景を解説する余裕がなく省略する傾向にある．Materials & methods では，主に①対象者，②評価項目，③分析方法が記されている．Results においては，著者が読者に対して特に伝えたい結果を記載している．最後に Conclusion では，本研究に導き出された結論が記載されている．

2. Introduction（緒言）

主として2部構成となっており，前半部分に同じ研究分野の現状ならびに問題点が述べられている．

- Abstract（要約）
- Introduction（緒言）
- Materials & methods（方法・材料）
- Results（結果）
- Discussion（考察）
- Conclusion（結論）
- References（参考文献）
- Acknowledgement（謝辞）

図1 科学英語論文の構成要素

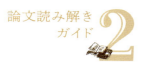

そして，後半部分に著者らの疑問・目的などが記載されている．自身が知りたいテーマの背景・エビデンスなどを把握したいときには前半部分を読めば良いし，一方でその研究がなぜ行われたかを知りたければ後半部分を読めば良い．

たとえば，この論文の場合，

"However, there is still a scarcity of patient-centered data in regard to three-implant overdenture…（3本のインプラント支台のインプラントオーバーデンチャーに関して患者中心（アウトカム）のデータが不足している）"

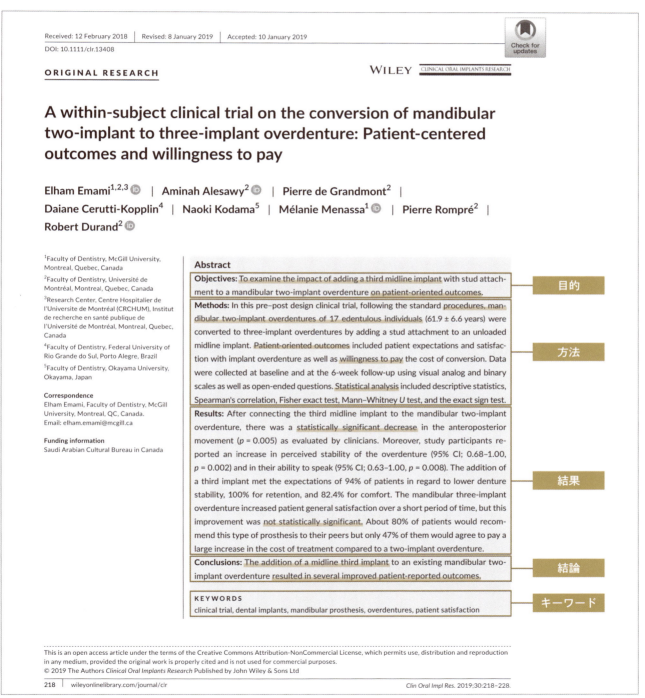

図2　例示論文のAbstract（Emamiら，2019[1]）をもとに作成）

というように，現状の問題点を明記している．そして，“Thus, the overall goal of this study was…（よって，本研究の全体的な目標は…）” と研究目的が記されている．さらに “We hypothesized that…” と研究目的に沿った研究仮説が記載されていることが多い．

3. Materials & methods（材料および方法）

どのような方法で研究が実施されたかが述べられており，Abstract と同様，①対象者，②評価方法・項目，③分析方法などについて記載されている．

対象については，被験者の数，年齢だけでなく，Inclusion and Exclusion Criteria（包含基準・除外基準）または Eligibility Criteria（適格基準）など，なぜその被験者数にしたか，対象被験者の特性について記されている．さらに，倫理的配慮，倫理審査委員会の承認を得ていることについても明記されている．

調査方法・項目については，研究仮説を実証するため必要なデータをどのように収集したかが示される．この論文は 2 本支台のインプラントによるインプラントオーバーデンチャー装着者に対して介入し治療前後で経過を診ているため，「Trial design」や「Study intervention」という項目で具体的な研究デザイン，手法を記している．評価項目は通常，「Clinical measurement」,「Parameters」,「Outcome」などの項目で列記されるが，この論文では「Outcome measures and data collection」の項目内に明記されている．

また，臨床研究においてはどのように被験者数を設定したかを述べることが通例であり，本論文のように「Sample size」の項目で，類似先行研究をもとに Sample size calculation の方法，被験者数の根拠が記されている．

分析方法については，通常科学英語論文では統計学的手法を用いてデータを検証するため，「Statistical analyses」という項目が設定されていることが通例である．

4. Results（結果）

研究仮説を検証するうえで根拠となる分析結果が示される．具体的には，対象者の特性，収集されたデータが記される．通常，重要なデータは図表を用いて視覚化し読者が理解しやすいようにしている．

この論文では，“…are presented in Table 1.” や “Table 2 presents” と記載されており，この前後に図表に関する説明が記されていると思えば良い．さらに，

EMAMI ET AL.

4 | DISCUSSION

This clinical trial investigated the impact of the conversion of two-implant overdenture to three-implant overdenture on patient-oriented outcomes. The study findings showed that this treatment met the expectations of the majority of patients and increased their satisfaction with stability of the implant overdenture. However, the findings showed that patient decision-making to pay for three-implant overdenture would depend on the cost of the treatment and not on their satisfaction or preference for this treatment.

To our knowledge, this is the first clinical trial investigating patients' expectations and satisfaction in regard to the conversion of a two- to three-implant mandibular overdenture with unsplinted supra-structure (Jackson, Chamberlin, & Kroenke, 2001; Menassa et al., 2016). These two outcomes are important and relevant for any clinical discipline, since an understanding of the nature of patients' expectations and satisfaction enables clinicians to address patients' perspectives and needs (Jackson et al., 2001; Menassa et al., 2016; Srivastava et al., 2014). Moreover, patient satisfaction is an indicator of the quality of care (Newsome & Wright, 1999).

Previous research on the expectations of edentulous patients in regard to mandibular implant overdenture has shown that patients are more satisfied if their expectations are met (Heydecke, Thomason, Awad, Lund, & Feine, 2008; Menassa et al., 2016). High patient expectations can lead to underestimation and concerns about the treatment and its magnitude of effect. This can be easily handled by an effective communication between the clinician and the patient prior to treatment (Freedman, 2011; Paget et al., 2011).

In this trial, the majority of patients had high expectations of the conversion of their overdenture to a three-implant overdenture in terms of increased stability, retention, and their ability to chew. These expectations were reflected in patients' satisfaction domains since among various dimensions of patient satisfaction, stability, and the ability to chew reached a statistical significance level. These results can be explained by a decrease in the rotational movement of the overdenture due to tripod support that can act as an indirect retainer (Ben-Ur, Gorfil, & Shifman, 1996; Liu et al., 2013; Stevens, Fredrickson, & Gres, 1994). This explanation is in line with the results of a recent in vitro study by Oda, Kanazawa, Takeshita, and Minakuchi (2016) suggesting that the two-implant overdenture mainly dislodges in a vertical direction upon anterior loading and that adding a midline implant inhibits the hinge movement and decreases the posterior upward movement of the denture base. Findings of a study by Kimoto, Pan, Drolet, and Feine (2009) indicate that rotational movement is greatly influenced by the anterior positioning of anterior teeth. The within-subject analysis and the conversion of existing overdenture allowed us to compare this movement in two versus three implants, regardless of this contributing factor.

However, in the present study, although the decrease in antero-posterior movement of the overdenture after the conversion was statistically significant in expert-based assessment, it was nonsignificant from patients' perspectives. Furthermore, the postintervention assessment of rocking movement was not correlated with patient

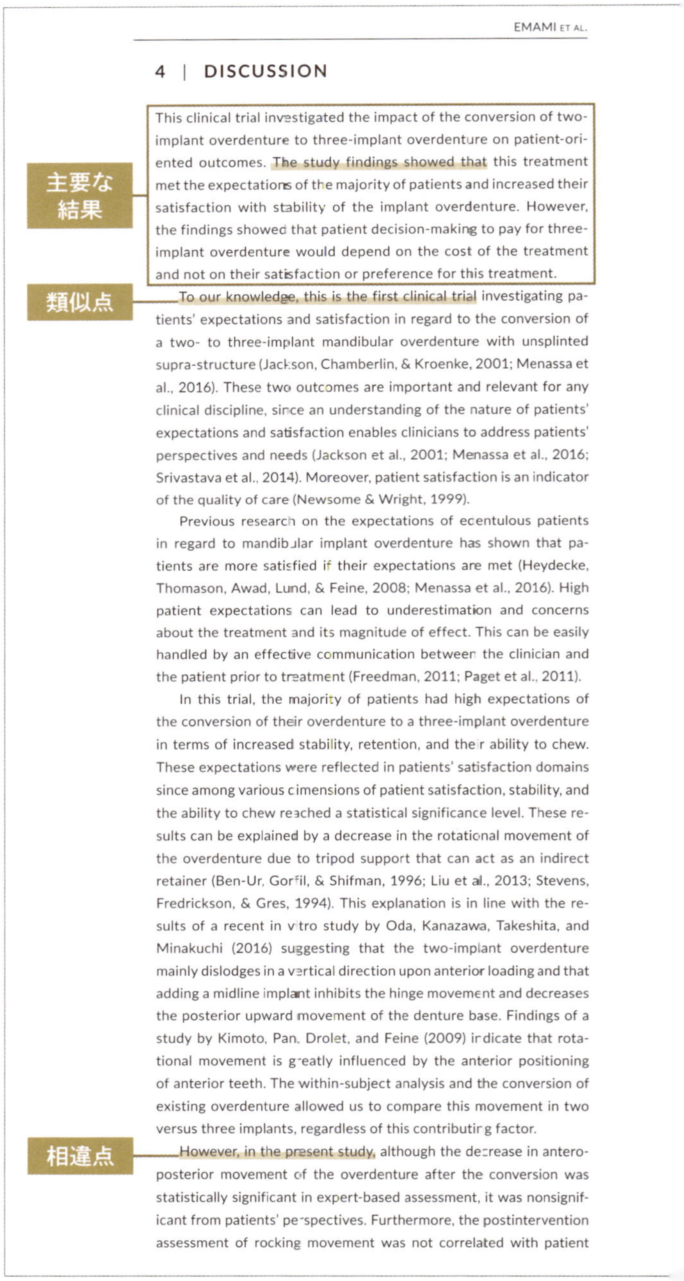

図 3　例示論文の Discussion（Emami ら，2019 [1]）をもとに作成）

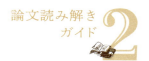

"There was no association…" "…was not statistically significant (*p*=…)" とあれば相関や有意差を認めなかったことを示し、"…showed a statistically significant improvement in … after the intervention." とあれば、介入により統計的に有意な改善を認めた（対照群と介入群において有意な差を認めた）ことがわかる。重要な結果を即座に把握したい場合には上記の表現を中心に読むとわかりやすい。

5. Discussion（考察）

得られた結果を客観的に分析、評価する部分であり（図3）、一般的な科学英語論文において最も紙面が割かれている部分である。記載内容や順序は必ずしも統一されていないが、①主要な結果の要約、②結果の解釈、③研究の意義や重要性、④研究の限界や今後の展望、を論じている。

この論文の Discussion の第1段落に、"The study

findings showed that…" と記載されており，つまり本研究の主たる結果を述べている．Discussion に明確な書き方・順番はないものの，最初の文（段落）に重要な結果が記載されていることが多いことを忘れないでほしい．

また②，③に関して，"…is quite similar to those reported…"，"Our findings are in line with previous retrospective clinical studies…" と記載されていれば，それは先行研究と同様の結果であることを意図している．一方，"However, our study found…" や "However, in this study, …were not assessed." など先行研究や既存の Review article の結果と比較していることも多いため，このような表現を中心に読んでみてはどうだろうか．また，"To our knowledge, this is the first clinical trial…"（われわれの知る限りで，これははじめての…）と本研究の意義・重要性を記すこともあり，これらの表現に着目して論文を読むと理解しやすいと筆者は考えている．

最近の科学英語論文では，"Some limitations should be highlighted…" などという表現をよく目にするが，これはその研究における限界を示している．一方，Limitation という言葉を用いなくても，本論文のように "…a short-term follow-up period did not allow evaluation…" と調査期間が短いことで評価できなかったことが Limitation の１つとなっている場合もある．

さらに，"…are necessary to guide the conduct of Phase III clinical trials involving many patients in a large randomized trial." と今後の展望を示唆していることも多い．

6. Conclusion（結論）

研究の総括に相当し，研究課題に即した最も重要な結果ならびにそこから導かれる示唆が述べられる．Conclusion は項目として独立している場合と，Discussion に含まれる場合がある．"Within the limitations of this study, we conclude…" という表現で Conclusion（Discussion）内に記載されている．

科学英語論文の読み解き方：どのように読み進めるのが良いか？

ポイントはただ１つ，「順番通りに読まないこと！」．これに尽きると筆者は考える．科学英語論文を読むことが苦手な人ほど，論文の最初から順番に読み進め，そして自分自身が知りたい情報に到達する前に疲れてしまうことが多い．

いかなる場合でも，Title と Abstract を最初に読んで，ある程度必要かどうかを判定する．この時点である程度要否を判定することができる．では，次に読むのはどこか？ それは目的によって異なっており，たとえばその研究の意義・新知見を把握したい場合には Introduction の後半と Discussion から，研究結果の詳細なデータを知りたいときには Results から，類似先行研究をもとに実験系を計画したい場合には Materials & methods から，知りたいテーマの背景を把握したい場合には Introduction から読めば良い．また，References（参考文献）から，これまで見逃していた重要な論文が見つかることもある．つまり，読者の皆様の目的に応じて取捨選択すれば良いと筆者は考える．

文献
1) Emami E, Alesawy A, de Grandmont P, Cerutti-Kopplin D, Kodama N, Menassa M, Rompré P, Durand R. A within-subject clinical trial on the conversion of mandibular two-implant to three-implant overdenture: Patient-centered outcomes and willingness to pay. Clin Oral Implants Res. 2019；30（3）：218-228.

まとめ

科学英語論文を効率良く読むためには，
□本文を読む前に Abstract を精読すること
□順番通りに読むのではなく，個々の目的に応じて読み進めること
□各セクションに特化した英語表現を知っておくこと
が重要である．

2 Editorial / Letter to the Editor の読み方

兒玉直紀，岩城麻衣子

多くの科学英語雑誌は，"Editorial" と呼ばれる項から始まる．これは Editor-in-chief（編集長）や Associate editor（編集委員）と呼ばれる学術雑誌の主要編集者が巻頭でコメントをすることがあるが，それに相当する．いわゆる Original article や Review article などの重厚な論文に比べて短く読みやすい記事と思ってもらえれば良い．ここの項は体裁も決まっておらず，著者が自由に発言する場ともいえよう．時流に応じた医療界・社会に対する私見，該当号からみたトレンドなど内容は多岐にわたる．

次いで，"Letter to the Editor" が掲載されている（掲載されていない号もある）．文字通り，「編集者に宛てた手紙」であり，著者が編集者に手紙を宛てない限りは存在しないものである．なお，後に解説する Letter to the Editor と Short communication が重複している場合もある．

そこで今回は，筆者も共著者の一人として加わった，『Journal of Prosthodontic Research』に 2023 年に掲載された「Current educational settings for the undergraduate curriculum of complete denture prosthodontics in 29 Japanese dental schools（日本の 29 歯科大学における全部床義歯補綴学の学部カリキュラムの教育環境の現状）[1]」を例に，Letter to the Editor の読み方を解説したい（図 1 ～ 3）．なお，この論文は公益社団法人日本補綴歯科学会の教育問題検討委員会のバックアップの下，筆者の友人でもある岩城麻衣子先生，金澤学先生，松田謙一先生と

ともに行った「日本の 29 歯科大学における全部床義歯補綴教育実態調査」の結果の一部をまとめたものである．

Letter to the Editor の特徴

Letter to the Editor には，通常の科学英語論文にみられる Abstract は存在しない．また，明確な書式がないことも特徴である．

Letter to the Editor では，たいてい "Dear Editor" で始まっていることがほとんどである（編集者に宛てた手紙であるため）．Introduction, Materials & methods, Results, Discussion, Conclusion と項目が分かれていないが，実際の内容は通常の科学英語論文のように上記の項目に分かれている．

はじめに，Introduction として第 1 段落に

"The number of edentulous patients with severe jaw resorption and difficulty visiting hospitals is expected to continue to increase, and prosthetic dentistry using complete dentures will continue to be important.（高度顎堤吸収を有し，通院が困難な無歯顎患者の数は今後も増加することが予想され，全部床義歯を用いた補綴歯科は今後も重要になるだろう）"

という無歯顎患者に関する現状の問題点を指摘して

23

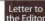

図1 例示論文の最初のページ（Iwaki ら，2023[1]）をもとに作成）

いる．ついで，第2段落において，

"Educational surveys have identified the current conditions related to the education of complete denture prosthodontics. By reviewing and updating the dental curriculum, the level of dental treatment can be improved.（教育調査により，全部床義歯補綴学の教育に関する現状が明らかになり，歯学カリキュラムを見直しアップデートすることで，歯科治療のレベルを向上させることができるかもしれない）"

と教育に焦点を当てていることを明示している．そして，図1に示すように，

"To date, there is a lack of sufficient consen-

1. **Is there a minimum number of cases of complete denture arches that students must treat by themselves to graduate or complete their course?**
   a. Yes
   b. No

   学生または臨床研修歯科医は卒業（修了）するために，全部床義歯の症例数に関してミニマムリクワイアメント（自験数）はありますか？

2. **How many complete denture cases do your students treat by themselves?**
   a. 0
   b. 1
   c. More than 2
   d. Other (please specify) _____

   学生または臨床研修歯科医は何ケースの全部床義歯ケースを自験しますか？

3. **Are your students flasking their own complete dentures for their clinical cases?**
   a. Essential for all
   b. Depends on the person
   c. Not essential for all
   d. Other response (please specify) _____

   学生または臨床研修歯科医は，自分の臨床実習ケースにおいて自分でフラスコ埋没していますか？

4. **Compared to 10 years ago, are your students, after their graduation,**
   a. Better prepared
   b. As well prepared
   c. Less well prepared

   10 年前と比較して，あなたの大学の学生または臨床研修歯科医は卒業時（修了時）に

5. **How many students are currently in clinical training?**
   → _____

   あなたの病院全体で臨床実習対象学生または臨床研修歯科医は何名いますか？

6. **How many staff members are there to teach/supervise students in clinical training?**
   → _____

   臨床実習において学生または臨床研修歯科医を指導する補綴インストラクターは何名いますか？

7. **How many specialists in prosthodontics among your staff provide clinical teaching/supervision in complete denture teaching?**
   → _____

   学生または臨床研修歯科医に全部床義歯教育を行うスタッフのうち，補綴専門医に登録されている人数は何名ですか？

8. **Which textbooks do you recommend for reading to your students?**
   (Either the title or author name will suffice)
   → _____

   学生または臨床研修歯科医にどの教科書を勧めていますか？
   （タイトルや著者を記入してください．複数回答可）

Fig. 1. Questionnaire sent to 29 dental schools in Japan

ture prosthodontics have been conducted; the answers could not be compared with any previous reports. Compared to the conditions prevalent 10 years ago, more than half of the schools felt that their students were less well prepared. This is a concerning trend. In the next 10 years, Japan will enter the era of the super-aged society; a third of the population will be classified as elderly according to the "2030 problem." This may further worsen the education of complete denture prosthodontics surroundings. One must consider students' practical work as an alternative to their clinical experience or develop innovative methods to increase their motivation. The improvement of undergraduate education and attainment of curriculum targets will be directly linked to competency. Attainment targets should be reduced to make it more concrete and significant. For example, students will not need to be able to perform all the complete denture-making steps (1 to 10); rather, they will find the ability to adjust or repair complete dentures more useful in practice after graduation. In post-graduate clinical education, we propose a continuing education system that uses a specialist training program specializing in complete dentures and that can register, manage, and dispatch edentulous subjects for self-examination and provide clinical guidance and advice from mentors.

Acknowledgments

The authors thank Prof. Takashi Sawase, Prof. Yoshihiro Tsukiyama, Prof. Fumiaki Kawano, Prof. Junichi Furuya, Prof. Shuichiro Yamashita, Dr. Tomoya Gonda, Dr. Shinichiro Kuroshima (The Education Committee of the Japan Prosthodontic Society, 2017-2018) and Prof. Tetsuo Ichikawa (The president of the Japan Prosthodontic Society, 2017-2018) for approving this study.

Conflicts of Interest

The authors declare no conflicts of interest associated with this manuscript.

図 2　実際のアンケート（Iwaki ら，2023[1) をもとに作成）

図3 アンケートの集計結果（Iwakiら，2023[1]）をもとに作成）

"sus on the minimum educational requirement for the complete denture-making process…（現在まで，全部床義歯作製過程における最低限の教育要件に関する十分な合意が得られていない）"

と本研究開始の問題点が示されている．最後に，

"This study investigates the current educational settings of complete denture prosthodontics in 29 dental schools in Japan（この研究では，日本の29歯科大学における全部床義歯補綴学の現在の教育現場を調査する）"

と目的が示されている．

紙面の都合上，Materials & methods（材料および方法）は端的に示されている（図1破線枠）．本

論文においては，"2019年1月に，日本の29歯科大学の全部床義歯補綴教育の主任教授に，アンケート（Fig.1）と調査概要を電子メールで送信した" "アンケートは，先行研究から引用・修正し，日本語に翻訳した" のみが通常の Materials & methods に該当する．

一方，本論文において Results（結果）が大半を占める．今回はアンケート結果の集計・呈示が目的であるため，実際に使用したアンケート（図2, Fig.1）および集計結果（図3, Table 1）が主要な図表となっている．今回のアンケート調査では，全部床義歯教育における1）必要症例数の有無，2）自験数，3）フラスコ埋没の有無，4）10年前と現在の状況比較，5）学生・卒後研修医の人数，6）指導教員の人数，7）補綴歯科専門医の人数，8）推奨している教科書，について回答してもらった．

他の項目同様に，Discussion においても Original article のように系統立てて論説することは分量の都合上困難である．今回の Discussion の要点は，

・10年前と比べて，学生教育における準備の状況が悪化しており，憂慮すべき傾向であること．（問題点の指摘）
・日本の全部床義歯補綴教育に関するさらなる調査は行われておらず，回答を以前のレポートと比較することはできなかった．（研究の限界）
・「2030年問題（人口の1/3が高齢者になる）」により，全部床義歯補綴教育の環境がさらに悪化する可能性がある．（問題点の指摘）
・達成目標をより具体的で意義のあるものにするために縮小する．たとえば，全部床義歯作製の全工程を行う必要はなく，むしろ，調整や修理ができるほうが卒後有益ではないか．（提案）
・卒後臨床教育では，全部床義歯に特化した専門研修プログラムを活用し，無歯顎者の登録・管理・自己検診の派遣，メンターによる臨床指導・助言などができる継続教育システムを提案する．（将来への展望）

である．先行研究との比較というよりは著者の意見が中心となっている（これは，Editorial や Letter to the Editor の特徴ともいえる）．

最後に，Letter to the Editor では Short communication（短報）と同様に，参考文献はたいてい10件以内となっている．さらに，どれだけ紙面が限られていても Acknowledgement（謝辞）や Conflict of interest（利益相反）は記入することになっている．

文献
1) Iwaki M, Kanazawa M, Kodama N, Matsuda K, Minakuchi S, Minagi S, Ikebe K, Nitta H. Current educational settings for the undergraduate curriculum of complete denture prosthodontics in 29 japanese dental schools. J Prosthodont Res. 2023 ; 67 (1) : 1-3.

まとめ

☐ Editorial は，Editor-in-chief や Associate editor が関心事や時事内容に対して書評を行う場である

☐ Letter to the Editor は，編集者に宛てた手紙であり，読者が関心事を述べる場合やそのジャーナルにすでに掲載された論文についてのコメントである

☐ Letter to the Editor は，その特性上 Short communication よりもさらにエビデンスレベルは低いが，価値の高い意見，提言といった意味合いであると考える．ほとんどで Editor-in-chief の考えなどが掲載されることもあるので一読の価値あり

3 Case report の読み方

児玉直紀，川上滋央

　英語論文と聞けば Original article などの研究論文を多くの人が想像すると考えるが，臨床家にとっては本当に読みたい論文は Case report（症例報告）ではないかと推察する．ただし，学術雑誌に掲載されるような Case report の多くは珍しい症例，学術的に多大なるインパクトがある症例（術式含む）になることが多い．また，Case series（ケースシリーズ）と呼ばれる複数の症例を集めた報告が掲載されることもある．しかし，Case series の場合でも決してありふれた症例の集積になっていないことは知っておいてほしい．さらに，Case report & Review article という形式で，ある珍しい症例とその症例に関する総説をまとめて論文として掲載される場合もある．いずれにしても，（IF が付与されているような）科学英語論文雑誌に症例が掲載される場合，その内容には新規性や特異性を有していることは知っておいてほしい．

　そこで今回は，当講座から出版された論文で，『Acta Medica Okayama』に 2016 年に掲載された臨床関連の論文より「Structure of a New Palatal Plate and the Artificial Tongue for Articulation Disorder in a Patient with Subtotal Glossectomy（舌亜全摘患者における構音障害に対する新規口蓋床と人工舌の構造）[1]」を例に Case report の読み方を解説したい（図 1 ～ 6）．

Case report の特徴

1. Abstract

　通常の Original article と同様に，Abstract が最初に示されるが，たいていの場合分量が少なくなっている．たとえば，今回の論文の掲載先である『Acta Medica Okayama』において，Abstract の分量の上限は Original article の半分である．一般的に，Abstract は Structured abstract（構造化された要約）の形式を採用するが，Case report においてはこの形式になっていない（図 1）．なぜなら，Case report の場合 Materials & methods に相当するものがないからである．一方，Case report においてもその論文の特徴を示すキーワードは存在する．

2. Introduction

　Case report のメインはあくまで症例であるが，その症例を報告するに至った経緯として，Introduction が存在している（図 1 ～ 2）．今回のテーマは，舌接触補助床（Palatal Augmentation Prosthesis, PAP）である．その前提として，広範囲の舌および／または下顎骨部分切除に起因する重度の構音障害のある患者に対しては，PAP の効果には限りがある，さらに PAP の有効性を検証した研究はほとんどないことが解説されている．そこで，本論文では舌切除および下顎部分切除後に構音障害を認めた患者に対して良好な経過をたどった症例につい

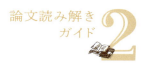

図1 例示論文の Abstract
（Kozaki ら，2016[1]）をもとに作成）

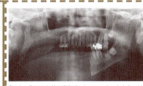

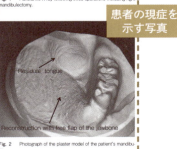

図2 例示論文における症例概要
（Kozaki ら，2016[1]）をもとに作成）

て報告している．

3. Case report（症例報告）

ほぼすべての症例報告において，最初に患者情報が具体的に解説されている．今回の場合では，患者は50歳男性．舌がん（cT4aN2bM0 ステージIV）と診断され，化学療法を受けた後，短期間に3度にわたる手術を受けた旨記されている．

3度の手術を受けた後のパノラマX線写真（図2，Fig.1），口腔内を示す模型が示されている（図2）．また，本症例において実際に用いた口蓋床（図3，Fig.3，PP）ならびに人工舌（図3，Fig.4，KAT）の構造が図として示されている．KAT自体が多くの読者には馴染みのない装置であるため，PPとKATを同時に装着したときの作用機序（図4，Fig.5）が図を用いて解説されている．さらに，PPとKATを装着した状態の口腔内写真（図4，Fig.6）も掲載されている．

今回の症例報告においては，装置の有無が主訴である構音障害に与える影響を評価する必要があったため，Original articleのような研究結果を示している（図5，Fig.7～10）．それぞれの要点は以下の通りである．

・発話明瞭度は，PP，KATともに非装着で29.0，PP装着時で32.8，PP，KAT併用で39.0と，PP，KAT併用時の方がPPのみ装着時よりも有意に高かった（$p=0.013$）．(Fig.7)
・会話明瞭度は，PP，KATともに非装着で2.2，PP装着時で1.6，PP，KAT併用で1.2と，PP，KAT併用時の方が，PP，KAT非装着時よりも有意に高かった（$p=0.024$）．(Fig.8)
・PP，KAT併用で，すべての調音の正答率が高かっ

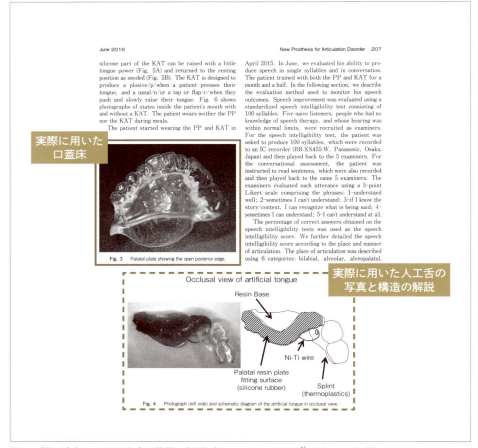

図3　例示論文における治療用装置の解説（Kozakiら，2016[1]）をもとに作成）

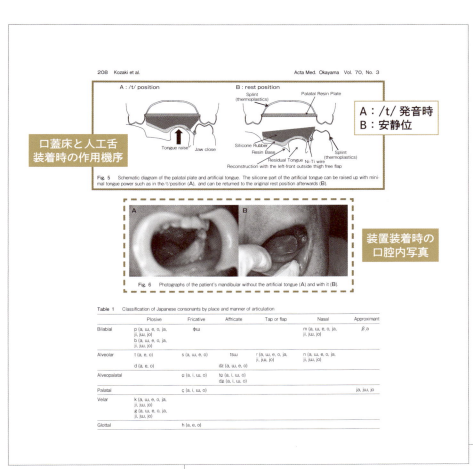

図4 例示論文における治療用装置の作用機序（Kozakiら，2016[1]）をもとに作成）

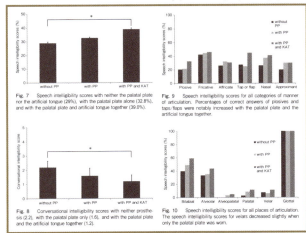

図5 例示論文における治療効果の結果（Kozakiら，2016[1]）をもとに作成）

た（Fig.9）．特に，破裂音と弾音の正答率が向上した．歯茎音の発話明瞭度が，正解率が3に20に向上した．弾音の正答率は，PPのみ装着時のほうがPP，KATともに非装着時よりもわずかに低く，PP，KAT併用時に最も高かった（Fig.10）．

4. Discussion

Introductionと同様に，Case reportにおいてもDiscussionは存在する．Case reportにおけるDiscussionは，主として症例報告の主たるテーマに関する先行論文との比較になろうかと考える．今回は舌亜全摘患者に対してPP，KAT併用により構音障害の改善を図ることができたことに関して，発語明瞭度の結果も踏まえて解説している．具体的には，以下の通りである．

・鼻音と接近音の発語明瞭度は，PP，KAT併用時に向上した．それは，舌背を使ってKATでPPに簡単に触れることができるためと考える．よって，PP，KAT併用により発話明瞭度はさらに増加すると予想する（図6実線枠）

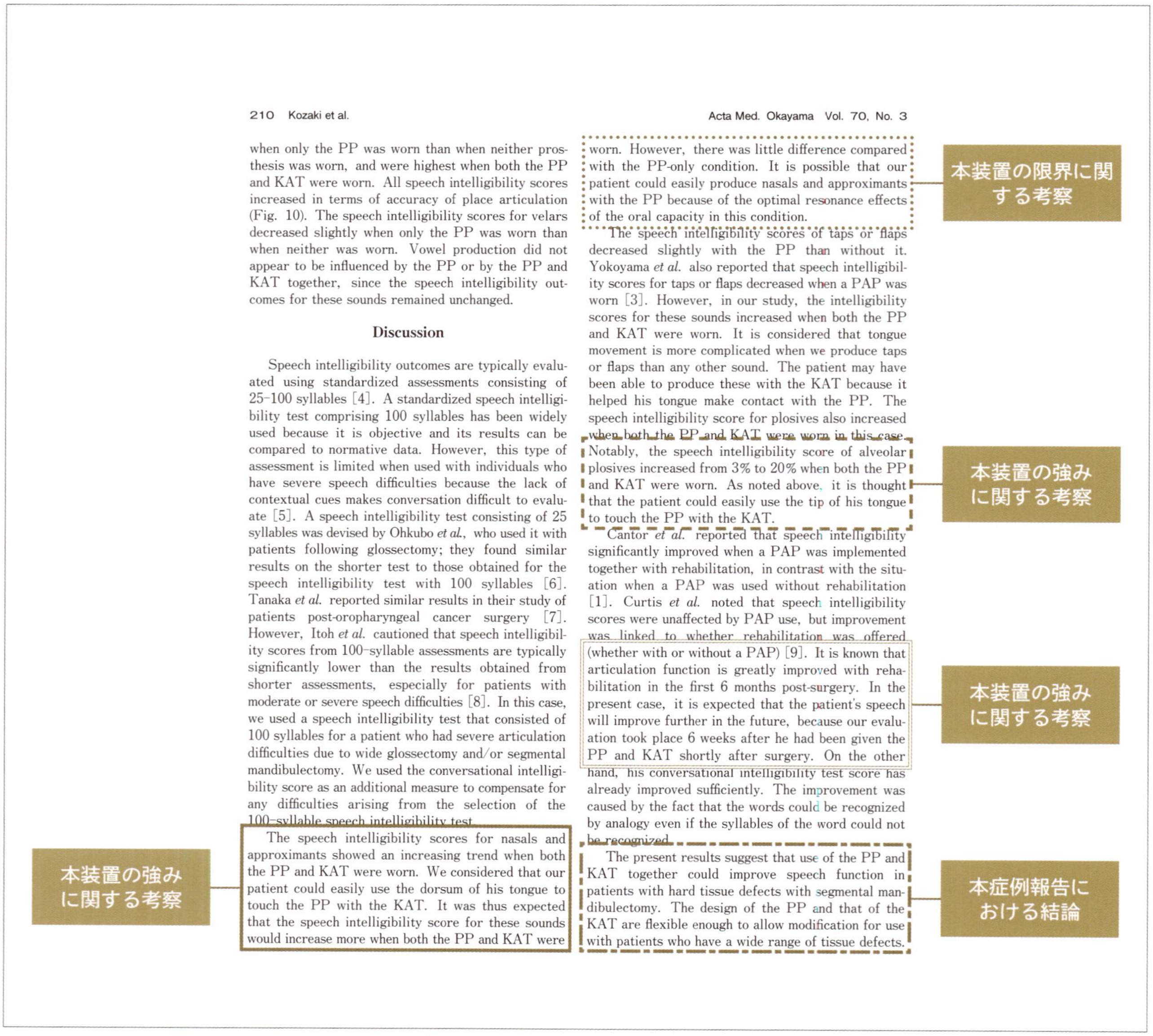

---

when only the PP was worn than when neither prosthesis was worn, and were highest when both the PP and KAT were worn. All speech intelligibility scores increased in terms of accuracy of place articulation (Fig. 10). The speech intelligibility scores for velars decreased slightly when only the PP was worn than when neither was worn. Vowel production did not appear to be influenced by the PP or by the PP and KAT together, since the speech intelligibility outcomes for these sounds remained unchanged.

Discussion

Speech intelligibility outcomes are typically evaluated using standardized assessments consisting of 25-100 syllables [4]. A standardized speech intelligibility test comprising 100 syllables has been widely used because it is objective and its results can be compared to normative data. However, this type of assessment is limited when used with individuals who have severe speech difficulties because the lack of contextual cues makes conversation difficult to evaluate [5]. A speech intelligibility test consisting of 25 syllables was devised by Ohkubo et al., who used it with patients following glossectomy; they found similar results on the shorter test to those obtained for the speech intelligibility test with 100 syllables [6]. Tanaka et al. reported similar results in their study of patients post-oropharyngeal cancer surgery [7]. However, Itoh et al. cautioned that speech intelligibility scores from 100-syllable assessments are typically significantly lower than the results obtained from shorter assessments, especially for patients with moderate or severe speech difficulties [8]. In this case, we used a speech intelligibility test that consisted of 100 syllables for a patient who had severe articulation difficulties due to wide glossectomy and/or segmental mandibulectomy. We used the conversational intelligibility score as an additional measure to compensate for any difficulties arising from the selection of the 100-syllable speech intelligibility test.

The speech intelligibility scores for nasals and approximants showed an increasing trend when both the PP and KAT were worn. We considered that our patient could easily use the dorsum of his tongue to touch the PP with the KAT. It was thus expected that the speech intelligibility score for these sounds would increase more when both the PP and KAT were worn. However, there was little difference compared with the PP-only condition. It is possible that our patient could easily produce nasals and approximants with the PP because of the optimal resonance effects of the oral capacity in this condition.

The speech intelligibility scores of taps or flaps decreased slightly with the PP than without it. Yokoyama et al. also reported that speech intelligibility scores for taps or flaps decreased when a PAP was worn [3]. However, in our study, the intelligibility scores for these sounds increased when both the PP and KAT were worn. It is considered that tongue movement is more complicated when we produce taps or flaps than any other sound. The patient may have been able to produce these with the KAT because it helped his tongue make contact with the PP. The speech intelligibility score for plosives also increased when both the PP and KAT were worn in this case. Notably, the speech intelligibility score of alveolar plosives increased from 3% to 20% when both the PP and KAT were worn. As noted above, it is thought that the patient could easily use the tip of his tongue to touch the PP with the KAT.

Cantor et al. reported that speech intelligibility significantly improved when a PAP was implemented together with rehabilitation, in contrast with the situation when a PAP was used without rehabilitation [1]. Curtis et al. noted that speech intelligibility scores were unaffected by PAP use, but improvement was linked to whether rehabilitation was offered (whether with or without a PAP) [9]. It is known that articulation function is greatly improved with rehabilitation in the first 6 months post-surgery. In the present case, it is expected that the patient's speech will improve further in the future, because our evaluation took place 6 weeks after he had been given the PP and KAT shortly after surgery. On the other hand, his conversational intelligibility test score has already improved sufficiently. The improvement was caused by the fact that the words could be recognized by analogy even if the syllables of the word could not be recognized.

The present results suggest that use of the PP and KAT together could improve speech function in patients with hard tissue defects with segmental mandibulectomy. The design of the PP and that of the KAT are flexible enough to allow modification for use with patients who have a wide range of tissue defects.

［本装置の限界に関する考察／本装置の強みに関する考察／本装置の強みに関する考察／本装置の強みに関する考察／本症例報告における結論］

図6　例示論文のDiscussion（Kozakiら，2016[1]をもとに作成）

・PP，KAT 併用により，歯茎破裂音の発語明瞭度が 3 から 20 に上昇した．それは先述の通り，KAT を装着すると，舌尖部で容易に PP に触れることができるためと考える（図 6 破線枠）．

　一方で，鼻音と近接音に関して，PP，KAT 併用時と PP のみ装着時とでほとんど違いはなかった．それは，PP 装着のみで口腔容積の共鳴効果が最適であったため，PP のみ使用して鼻音と接近音を容易に生成できた可能性があると述べている．それは，つまり PP，KAT 併用の限界でもある（図 6 点線枠）．

　さらに，発語明瞭度とリハビリテーションの有無（PAP の有無によらず）に関する考察も行われている．一般的に，術後 6 か月以内のリハビリテーションにより構音機能が大幅に改善することが知られている．しかし，本症例では，術後間もなく PP と KAT を装着し，6 週間後に評価を行った．もしかしたら，今後リハビリテーションを継続することでさらなる改善が期待できるかもしれないと考察している（図 6 二重線枠）．

　そして，今回の結果から，PP，KAT 併用により下顎部分切除患者の構音機能を改善できる可能性があることが示唆された．PP と KAT は，設計の柔軟性が高く，欠損の状態に応じて設計を変更することができると結論付けている（図 6 一点鎖線枠）．

文献

1) Ken-Ichi Kozaki, Shigehisa Kawakami, Takayuki Konishi, Keiji Ohta, Jitsuro Yano, Tomoo Onoda, Hiroshi Matsumoto, Nobuyoshi Mizukawa, Yoshihiro Kimata, Kazunori Nishizaki, Seiji Iida, Akio Gofuku, Masanobu Abe, Shogo Minagi：Okayama Dream Speech Project. Structure of a New Palatal Plate and the Artificial Tongue for Articulation Disorder in a Patient with Subtotal Glossectomy. Acta Med Okayama. 2016；70（3）：205-211.

まとめ

- □ ありふれた症例報告が掲載されることはまずなく，たいていは珍しい症例でないと掲載されない
- □ いくつかの症例を集積した Case series や症例報告と総説を合わせた Case report & Review article の形式で掲載されることも多い

Short communicationの読み方

兒玉直紀，前田直人

世の中には歯科医学的または社会的に意義がある仕事であっても種々制限により Original article としては掲載できない場合がある．そのような場合，Short communication（短報）と呼ばれる形式により論文掲載されることがある．影響力の大きい重要な研究結果はできるだけ早く人々に伝え，迅速に情報を共有すべきである．一般的に，Short communication の多くにおいて，被験者数（例数）が不足していたり，示される結果が少なかったりすることが多い．

そこで今回は，当講座から出版された論文で，『Acta Medica Okayama』に 2019 年に掲載された臨床関連の論文より「Characteristics of Grouped Discharge Waveforms Observed in Long-term Masseter Muscle Electromyographic Recording: A Preliminary Study（長時間咬筋筋電図記録から確認された群化放電波形の特徴：予備的研究）[1]」を例に Short communication の読み方を解説したい（図 1 ～ 4）．

Short communication の特徴

通常の Original article と同様に，Abstract が最初に示されるが，たいていの場合分量が少なくなっている．たとえば，今回の論文の掲載先である『Acta Medica Okayama』において，Abstract の分量の上限は Original article の半分である．一般的に，Abstract は Structured abstract（構造化された要約）の形式を採用するが，Short communication においてはこの形式になっていない（図 1）．それは偏に word limit の影響といえる．

Short communication においても，通常の科学英語論文と同様に，Abstract（要約），Introduction（緒言），Materials & methods（方法・材料），Results（結果），Discussion（考察），Conclusion（結論），References（参考文献），Acknowledgement（謝辞）で構成されている．ただし，Conclusion は Discussion に含める場合もあり，Acknowledgement に相当するものがない場合，省略されることも多い．しかし，各セクションにおける分量は Original article と比べてずいぶん少ないのが特徴である．

1．Abstract（要約）（図 1）

Short communication の Abstract は，word limit の影響もあって実に簡潔に述べられている（図 1 枠）．実際，本論文では，

・筋筋膜疼痛を伴う女性顎関節症（TMD）患者 6 名と健常な女性 6 名を対象に，長時間の咬筋筋電図（EMG）記録から得られた群化放電（GD）波形の特徴を調査した．

・EMG 測定は，実験日の朝から被験者が翌日起床するまで実施した．

・対照群と比較して，TMD 群では有意に多くの GD 波形が観察された（p=0.002）．

図1 例示論文のAbstract（Maedaら，2019[1]）をもとに作成）

・本研究の結果は，咬筋筋電図におけるGD波形の存在が，筋筋膜疼痛を伴う将来のTMDの予測因子となる可能性があることを示唆する．

という感じで，本研究の目的，方法，結果，結論の最重要ポイントを示している．

2. Introduction（緒言）（図1）

Short communicationにおいても，主として2部（前半部分が同じ研究分野の現状ならびに問題点を，後半部分が著者らの疑問・目的など）で構成されている．そして，Introductionの最後には目的と仮説（本論文においては仮説は明記していないが）がある．またたとえば，この論文の場合，

> "We conducted the present study to analyze the characteristics of the GD waveform…（われわれはGD波形の特徴を解析するために本研究を計画した）"

というように研究目的を明記している．そして，研究目的の直前（または少し前）には，

358　Maeda et al.

Subjects and Methods

We enrolled 6 female patients (age 64.5±10.6 years) diagnosed with myofascial pain disease on the basis of Research Diagnostic Criteria for Temporomandibular Disorders classifications [9] at the Clinical Division of Occlusion and Removable Prosthodontics at Okayama University Hospital. Six female patients (age 71.7±8.3 years) who did not have TMD visiting the same hospital's Clinical Division of Preventive Dentistry for the maintenance of periodontitis were recruited as a control group.

The sample size of 6 subjects in each group was determined based on the results of our preliminary measurement in the TMD and control groups. The calculation was made using α=0.05, (1-β)=0.8 and effect size=1.7, with G*Power 3.1.9.2 software. Table 1 summarizes the characteristics of the TMD and control subjects. The measurement of masseter EMG activity was performed as we described in our report by Kumazaki *et al.* [3]. The portable EMG recording hardware consisted of analog signal processing and a differential amplification-integrated hybrid circuit (NB-6201HS; Nabtesco, Kobe, Japan), which included a high-pass filter (10 Hz) and a low-pass filter (1,000 Hz), and a two-channel digital recorder (ICR-PS004M; Sanyo Electric, Osaka, Japan).

An EMG was recorded using differential surface electrodes composed of three disposable Ag/AgCl surface electrodes (6×15 mm, Vitrode F-150S; Nihon Kohden, Tokyo) with center-to-center distances of 15 mm. The surface electrode was attached at the center of the subject's left masseter muscle, parallel to the muscle fibers. The electrodes and cables were secured to the skin with thin biocompatible adhesive tape (Cathereep FS 1010; Nichiban, Tokyo). To eliminate the first-night effect, the subjects were instructed to wear dummy electrodes and cables while sleeping on the day before the real measurement.

The EMG measurement was performed from the morning of the day of the experiment to the time when the subject woke up the next day. The subjects were instructed to perform MVC three times at the beginning and end of the recording. The recorded EMG waveform was visually observed using analysis software (Sound Engine, Coderium, Sapporo, Japan). Waveforms in which the intensity of discharge was constant and maintained rhythmically were extracted as GD waveforms. We analyzed the total number, frequency, amplitude, duration, and total duration of GD waveforms. Student's *t*-test was used for the evaluation of the total number of GD waveforms. A significance level of 0.05 was used for the tests, and two-sided tests were applied. Data analyses were performed using SPSS 21.0 software (SPSS, Chicago, IL, USA). The study protocol was approved by the Ethics Committee of the Okayama University Graduate School of Medicine, Dentistry and Pharmaceutical Sciences (No. 1706-002).

Table 1　Characteristics of the TMD patients and control subjects

Age	TMD type	Muscle pain	Number of remaining teeth	RPD usage	Dental Formula
53	I	Lt	24	−	765 321 | 12 4567------76 4321 | 12 4567
72	I	Rt	21	+	5432 | 1234-----654321 | 1234567
51	I	Lt/Rt	28	−	7654321 | 1234567-----7654321 | 1234567
64	I	Lt/Rt	27	−	7654321 | 1234 67-----87 54321 | 1234567
70	I	Rt	21	+	76 4321 | 12345-----5 321 | 12345 8
77	I	Lt	27	−	654321 | 1234567-----7654321 | 1234567

Age	TMD type	Muscle pain	Number of remaining teeth	RPD usage	Dental Formula
67	−	−	28	−	87654321 | 123456-----7654321 | 1234567
81	−	−	23	+	76 4321 | 1234 6------7 4321 | 1234567
58	−	−	25	−	7654321 | 123456-----7 54321 | 123456
76	−	−	25	−	654321 | 123 5 7------7654321 | 1234567
77	−	−	27	−	7654321 | 1234567-----654321 | 1234567
71	−	−	26	−	76 4321 | 12345-----87654321 | 1234567

Four of 6 TMD patients had unilateral muscle tenderness and two of 6 had bilateral muscle tenderness.

図2　例示論文の Subjects and Methods（Maeda ら，2019[1] をもとに作成）

（被験者の選定／サンプルサイズ／統計解析 倫理申請）

"Although it is known that physiological tremor is promoted by muscle fatigue, the existence of a GD and/or physiological tremor in masseter muscles has not yet been elucidated. （生理的振戦は筋肉疲労によって促進されることが知られているが，咬筋における GD および／または生理的振戦の存在は未だ解明されていない）"

と本研究の実施に至った理由が示されている．

3. Materials & methods（材料および方法）
（図2）　＊本論文では Subjects & methods

この項では，Original article 同様に①対象者，②評価方法・項目，③分析方法などについて記載されている．実際の Materials & methods を見て，皆様どう思われるであろうか？　Original article においては圧倒的に Discussion の占める割合が多く，またそれは科学英語論文としては当然のことであるとすでに述べた通りである．しかし，Short communication においては，総分量に対する本項目の占める割合が多いことに気づいたと想像する．その理由

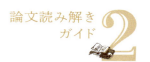

は，Materials & methods の意義にあると考える．つまり，どんな研究においても Materials & methods を読んで実際に同一手法で実験・計測を行うと同じ結果にならないといけないわけで，そのためにはどうしても分量が増えてしまうのが常である．

対象者（図2実線枠）については，被験者の総数，年齢，性別，どこから抽出したかを示す．さらに，対照群が存在する場合，対照群についても列記する．近年，一部の探索的研究を除き，サンプルサイズ（図2点線枠）に関する記載は必須であると考える．サンプルサイズは決して大きければ良いわけでなく，適切な例数の下その研究が実施されていることが重要である．計測方法についてできるだけ分量を減らす目的で，

> "The measurement of masseter EMG activity was performed as we described in our report by Kumazaki et al [3]（咬筋筋活動の計測は Kumazaki らの報告に準じて行った）"

と記載することがある．しかし，「すべて過去の報告に準じて行った」では説明がつかないため，必要な情報は示さなければならない．一部の報告や Letter などを除き，科学英語論文のほとんどにおいて，統計学的解析（図2破線枠）は必須である．何をどんな手法により統計解析を行ったかは示さなければならない．そして，ヒト・動物を用いるすべての研究においてその研究が倫理申請を行いしかるべきところで承認されていることが不可避である．

4. Results（結果）（図3）

先述の Original article 同様に，研究仮説を検証するうえで根拠となる分析結果が示される．しかし，Short communication の場合，結果の記載方法も図3に示すように至ってシンプルである．具体的には，"Figure 1 provides…" や "Table 2 summarizes…" と図表に関する説明を端的に行うことが多い．さらに，

> "The total number of GD waveforms was significantly higher in the TMD group than in the control group ($p=0.002$)."

とあるが，顎関節症患者における GD 波形の総数が健常者におけるそれと比べて有意に多いことがわかる．

5. Discussion（考察）（図4）

Original article 同様に，得られた結果を客観的に分析，評価する部分である．主として，1) 主要な結果の要約，2) 結果の解釈，3) 研究の意義や重要性，4) 研究の限界や今後の展望，を論じるが，Original article のそれと比べると分量がかなり少なくなる．

この論文においても，Discussion の第1段落第1行に，"Our present EMG analyses revealed…" と記載されており，つまり本研究の主たる結果を述べている（図4実線枠）．すでに述べたように大事な結果は前面に押し出す，つまり，最初の文（段落）に重要な結果が記載することが多いと考える．

2)，3) に関して Discussion の大半を割いているが，

> "This is the first report to show the existence of GD waveforms in the masseter muscles of TMD patients.（これは，顎関節症患者の咬筋筋電図に GD 波形が発生することを示したはじめての論文である）"

と本研究の意義・重要性がしっかり強調されていることが多い．その他の読み方についてはすでに前の項で述べた通りで，過去の報告への同調または異なる点の強調，これらに注目すると読みやすいと考えている．

本論文においても，"There were several limitations in this study." と本研究の限界は示している（図4点線枠）．個人的にはすべての研究において

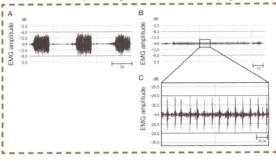

図3 例示論文のResultst (Maedaら, 2019[1]) をもとに作成)

大なり小なり限界が存在している．たとえ自分たちの手法が最も優れていたとしても，謙虚かつ俯瞰的な立場になって自分たちの研究を見つめてほしい．すると，必ず何かしらの限界が存在するはずである．

本論文では，Discussionの最後の段落（図4破線枠）に，今後の展望に加えて，Conclusionに相当する内容も記載している．

"Our results indicate that the existence of the GD waveform in masseter EMG might be used as a predictor of future TMD patients with myofascial pain."

これが本論文において，筆者らが最も強調したかったことである．本論文を投稿するにあたり，被験者数を増やしてGD波形の詳細な解析を行うことも検討したが，まずは「（筋筋膜疼痛を有する）顎関節症患者においてGD波形の存在が認められること」，「GD波形が疲労と関連がある可能性が示唆されたこと」を示したく，Short communicationとして投

360 Maeda et al.

group ($p = 0.002$).

Discussion

Our present EMG analyses revealed significantly more GD waveforms in the TMD patients with myofascial pain compared to the healthy subjects. This is the first report to show the existence of GD waveforms in the masseter muscles of TMD patients. Earlier studies showed that the masseter and temporalis muscles in patients with TMD were more easily fatigued compared to those in healthy adults [10,11]. The appearance of physiological tremor is increased with muscle fatigue. Our present results indicate that the GD waveforms observed in TMD patients with myofascial pain may be due to masseter muscle fatigue [8].

The frequency of GD waveforms in our present TMD group was 16.0 ± 3.1 Hz. It was reported that the frequency of physiological tremor was generally 8-12 Hz [12]; the frequency of GD waveforms in the present TMD patients is thus slightly higher. This is because the frequency of EMG activity decreases in the process of muscle fatigue, which indicates that the GD waveforms we observed herein may appear at the beginning of muscle fatigue. In addition, the amplitude of the GD waveforms was $18.0 \pm 6.6\%$ MVC in the TMD group and 10.0% MVC in the control group.

Masticatory muscle activity while awake and sleep bruxism are both usually classified as phasic, tonic, and mixed episodes in accordance with a set cutoff value, the magnitude of which is often 20% MVC. The amplitude of GD waveforms in the present study was smaller than that of the cutoff value used in the present EMG analysis. This result indicated that the GD waveform might fall outside the scope of the analysis.

A GD waveform was observed in one of our 6 control subjects without myofascial pain, demonstrating that the GD waveform is not present only in patients with myofascial pain. However, the frequency of GD waveforms observed in the control group (19.0 Hz) was slightly higher than that of the GD waveform in the TMD group (～16.0 Hz), indicating that this was in the early stage of muscle fatigue. Therefore, the occurrence of the GD waveform might be an indicator of the risk of the development of TMD with myofascial pain.

There were several limitations in this study. First, the number of subjects was small; investigations with more subjects are needed to test our findings. Second, the GD waveform in masticatory muscles has not yet been clearly defined, and further studies are necessary to establish a clear definition of the GD waveform.

This is the first report to demonstrate the existence of the GD waveform on masseter EMG. If the GD waveform is an indicator of muscle fatigue in the masseter muscle, our findings offer researchers the advantage of not needing to fatigue subjects intentionally by giving them experimental tasks for their muscles. Our results indicate that the existence of the GD waveform in masseter EMG might be used as a predictor of future TMD patients with myofascial pain.

References

1. Reissmann DR, John MT, Aigner A, Schon G, Sierwald I and Schiffman EL: Interaction Between Awake and Sleep Bruxism Is Associated with Increased Presence of Painful Temporomandibular Disorder. J Oral Facial Pain Headache (2017) 31: 299–305.
2. Glaros AG, Marszalek JM and Williams KB: Longitudinal Multilevel Modeling of Facial Pain, Muscle Tension, and Stress. J Dent Res (2016) 95: 416–422.
3. Kumazaki Y, Naito M, Kawakami S, Hirata A, Oki K and Minagi S: Development of a speech-discriminating electromyogram system for routine ambulatory recordings for the low-level masseter muscle activity. J Oral Rehabil (2014) 41: 266–274.
4. Manfredini D, De Laat A, Winocur E and Ahlberg J: Why not stop looking at bruxism as a black/white condition? Aetiology could be unrelated to clinical consequences. J Oral Rehabil (2016) 43: 799–801.
5. Kawakami S, Kumazaki Y, Manda Y, Oki K and Minagi S: Specific diurnal EMG activity pattern observed in occlusal collapse patients: relationship between diurnal bruxism and tooth loss progression. PLoS One (2014) 9: e101882.
6. Lavigne GJ, Rompre PH and Montplaisir JY: Sleep bruxism: validity of clinical research diagnostic criteria in a controlled polysomnographic study. J Dent Res (1996) 75: 546–552.
7. Morrison S, Kavanagh J, Obst SJ, Irwin J and Haseler LJ: The effects of unilateral muscle fatigue on bilateral physiological tremor. Exp Brain Res (2005) 167: 609–621.
8. Köster B, Lauk M, Timmer J, Winter T, Guschlbauer B, Glocker FX, Danek A, Deuschl G and Lücking CH: Central mechanisms in human enhanced physiological tremor. Neurosci Lett (1998) 241: 135–138.
9. Dworkin SF and LeResche L: Research diagnostic criteria for temporomandibular disorders: review, criteria, examinations and specifications, critique. J Craniomandib Disord (1992) 6: 301–355.
10. Pitta NC, Nitsch GS, Machado MB and de Oliveira AS: Activation time analysis and electromyographic fatigue in patients with temporomandibular disorders during clenching. J Electromyogr Kinesiol (2015) 25: 653–657.
11. Wozniak K, Lipski M, Lichota D and Szyszka-Sommerfeld L: Muscle fatigue in the temporal and masseter muscles in patients with temporomandibular dysfunction. Biomed Res Int (2015) 269734.
12. Novak T and Newell KM: Physiological tremor (8-12 Hz component) in isometric force control. Neurosci Lett (2017) 641: 87–93.

図4　例示論文の Discussion（Maeda ら，2019[1] をもとに作成）

稿することをした．この研究の総括に相当し，研究課題に即した最も重要な結果ならびにそこから導かれる示唆が述べられる．

文献

1）Maeda N, Kodama N, Manda Y, Kawakami S, Oki K, Minagi S. Characteristics of Grouped Discharge Waveforms Observed in Long-term Masseter Muscle Electromyographic Recording：A Preliminary Study. Acta Med Okayama. 2019；73（4）：357-360.

まとめ

□ 単に Original article の短縮版ではない

□ 従来の科学英語論文の形式にあてはまらないこともあるが，その構成は原則科学英語論文に準じている

□ Short communication には先行研究には示されていない重要な新知見が含まれることがある

5 Review article の読み方

兒玉直紀

　本節では Review article の立ち位置，Review article を読むことの必要性，メタアナリシスの解釈方法について解説したい．

Review article の分類

　Review article は，「ナラティブレビュー」と「システマティックレビュー」に大別される．ナラティブレビューは，文献の集め方が網羅的ではなく，集められた文献の解釈は筆者の主観が強く影響するため，エビデンスの質がまちまちである．

　一方，システマティックレビューは，明確に定式化された疑問について関連した研究を特定し，データを集めて解析する，系統的で明確な方法を用いる Review article である．さらに，システマティックレビューはメタアナリシスの有無により分類されるが，メタアナリシスとはシステマティックレビューの後に結果を統合した研究もしくは結果を統合する手法そのものである（図1）．

なぜ Review article を読むのか？

　「Level of evidence（エビデンスレベル）」という用語がある．これは，研究デザインに基づいて，情報がどの程度信頼できるかの指標である．伝統的に，そして最も一般的なタイプの（治療に関連する）質問を考慮すると，エビデンスレベルは，システマティックレビューが最上部に配置されたピラミッドとして表される．次いで，適切に設計されたランダム化比較試験（RCTs），他の比較臨床試験，コホート研究や症例対照研究などの観察研究が位置しており，事例研究，逸話，実験室での（ベンチ）研究，専門家の意見が下部にある[1]（図2）．RCTs によるシステマティックレビューのエビデンスレベルは高く，Review article を読むことは質の高い研究結果

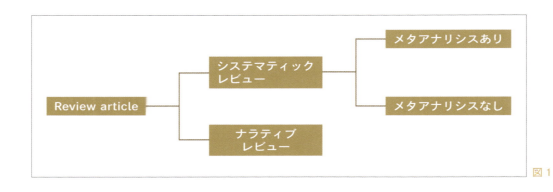

図1　Review article の分類

を知り得ることができるため，読んでおくほうが良いと考える．

今日，さまざまなガイドラインが各学会から報告されている．それらはResearch questionに対してエビデンスレベルとその推奨度が明記されていることが多い．そして，エビデンスレベルは，図2に示すピラミッドを参考に研究デザインに従って自動的に決定されてきた．しかし，エビデンスの質が低いにもかかわらず，RCTsだからという理由で自動的に高い推奨度の根拠として引用されるきらいもあった．

そこで現在では，Grading of Recommendations Assessment, Development and Evaluation（GRADE）がガイドライン作成のエビデンスの評価や推奨度設定のツールとして用いられている[2]．

GRADEでは，研究デザインやサンプルサイズだけではなく設定や内容も吟味し，エビデンスの質をグレードA：「高」，グレードB：「中」，グレードC：「低」，グレードD：「とても低い」に分類している（図3）．そして，エビデンスや費用対効果，益と害などにより推奨度を決定する．推奨度はグレード1：「強い推奨」，グレード2：「弱い推奨」と分類される．最終的に，エビデンスの質と推奨度に基づいて，1A（強い推奨，エビデンスの質が高い）から2D（弱い推奨，エビデンスの質が非常に低い）までが，各推奨文に記載される．

さらに，Medical Information Network Distribution Service（Minds）による「Minds診療ガイドライン作成の手引き2017」において，ガイドライン作成の際にはシステマティックレビューを用いるよう述べられている[2]．よって，GRADE，Mindsの診療ガイドラインともにシステマティックレビューなどの良質なエビデンスを重視する傾向にあ

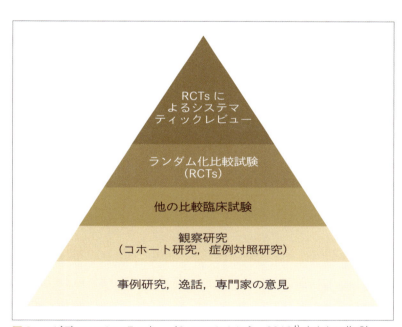

図2　エビデンスのヒエラルキー（Greenmhalghら，2019[1]をもとに作成）

A（高）	効果の推定値に強く確信がある
B（中）	効果の推定値に中程度の確信がある
C（低）	効果の推定値に対する確信は限定的である
D（とても低い）	効果の推定値がほとんど確信できない

図3　エビデンス総体のエビデンスの確実性（質）（小島原ら，2017[2]をもとに作成）

り，今後システマティックレビューが重要なツールになるといえる．

Review article の読み方

今回，筆者らによる Review article[3] をもとに，システマティックレビューならびにメタアナリシスの読み方，解釈について解説したい．

はじめに Review article を読む際に，以下の点に注意してほしい．

1. 検索データベースが妥当か

通常，システマティックレビューでは出版バイアス（後述）を避けるため，PubMed のみならず Embase，Cochrane Central Register of Controlled Trials（CENTRAL），Cochrane Database of Systematic Reviews（CDSR）など複数のデータベースを用いて検索する（データベースについて☞Guide1.4）．出版物（論文）以外に重要な情報がないかを調べるために，学会の抄録集などを検索対象とすることもあれば，言語バイアスを避けるために英語以外の言語で報告されている論文も検索対象にすることもある．

2. 検索方法が妥当か

システマティックレビューでは，「Search strategy」と呼ばれる体系化された検索方法に従い，論文検索を実施することが主である．はじめに複数のキーワードを用いて検索を開始し，幅広く論文を抽出するようにする．次いで，タイトルや抄録を読んで対象論文を絞り込む．その後，筆者らのニーズに合致するかどうかを論文精読により判定する．

こうして得られた論文をもとに，システマティックレビューさらにはメタアナリシスを実施する．たいていの Review article において，検索方法をフローチャートで示すことが推奨されており，フローチャートを眺めるとその論文の検索手順や結果が一目瞭然である（図4）．

バイアスの評価

すべてのシステマティックレビュー，メタアナリシスにおいて必ずバイアスは存在する．バイアスが大きいことは，その論文の質さらには示されるエビデンスの質が低いことと同等であることから，できるだけバイアスを排除することが求められている．また形式はまちまちであるが，Review article において各種バイアスのリスク（Risk of bias）を，Yes（low risk of bias，低い），Unclear（不明），No（high risk of bias，高い）で示すことが推奨されている（図5）．代表的なバイアスを以下に示す．

- **Selection bias（選択バイアス）**：Adequate sequence generation（適切なランダム化の順序作成）や Allocation concealment（割付の隠蔽）．
- **Reporting bias（報告バイアス）**：Report on withdrawals（中止の報告）や Selective outcome reporting（選択されたアウトカムの報告）．
- **Performance bias（実行バイアス）**：Blinding of participants and personnel（研究参加者と治療提供者のマスキング）．
- **Detection bias（測定バイアス）**：Blinding of outcome assessors（アウトカム評価者のマスキング）．
- **Attrition bias（減少バイアス）**：Incomplete outcome data（不完全なアウトカムデータ）．

フォレストプロット

筆者らは，上下顎無歯顎患者に対して下顎全部床義歯（以下，CD）または下顎2本のインプラント体を用いたインプラントオーバーデンチャー（以下，2-IOD）（ともに上顎は CD 装着者とする）を装着した患者の患者満足度，口腔関連 QOL および全身健康 QOL に関するメタアナリシスを実施した[3]．メタアナリシスにおいてフォレストプロットがよく示されるが，フォレストプロットとは解析の対象となる全研究の結果が表された図である．今回は患者満足度に関する結果を例にあげて，フォレストプ

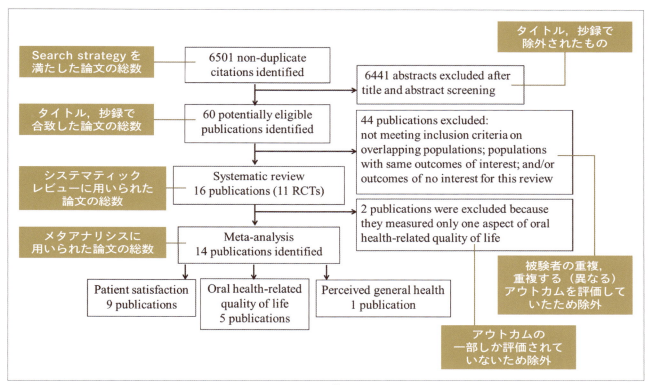

図4 システマティックレビューのフローチャート（Kodama，2016[3]）をもとに作成）

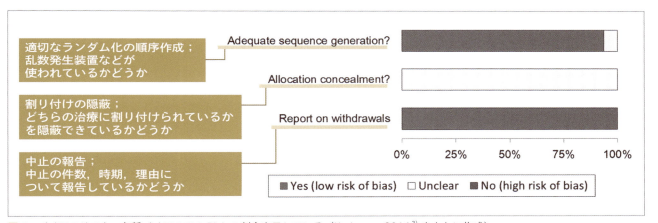

図5 バイアスリスク．各種バイアスでのRiskの割合を示している（Kodama，2016[3]）をもとに作成）

ロットの見方について解説したい（図6）．

下顎CD vs 下顎IODについてのランダム化比較試験のうち，患者満足度について評価した論文が9件あった．各研究における介入群（2-IOD群）と対照群（CD群）の患者満足度の差が計算され，平均値が網掛けの四角，95％信頼区間が横線で表されている．そして，全体のデータはまとめて菱形で表示されている．菱形の中心が平均値で，幅が95％信頼区間を表している．縦線は2群間のスコアに差がないこと（0）を表しており，菱形が縦線と交差する有意な差がないこと，縦線に交差しない場合には有意な差があることを示す（図6）．

今回，菱形は縦線とは交差しておらず，介入群と対照群の平均値の差を指標とした効果量（effect size）が0.87であり，これはCD装着患者に比べてIOD装着患者のほうが義歯装着後に有意に満足していることを示す．

メタアナリシスでは複数の臨床研究の結果が統合

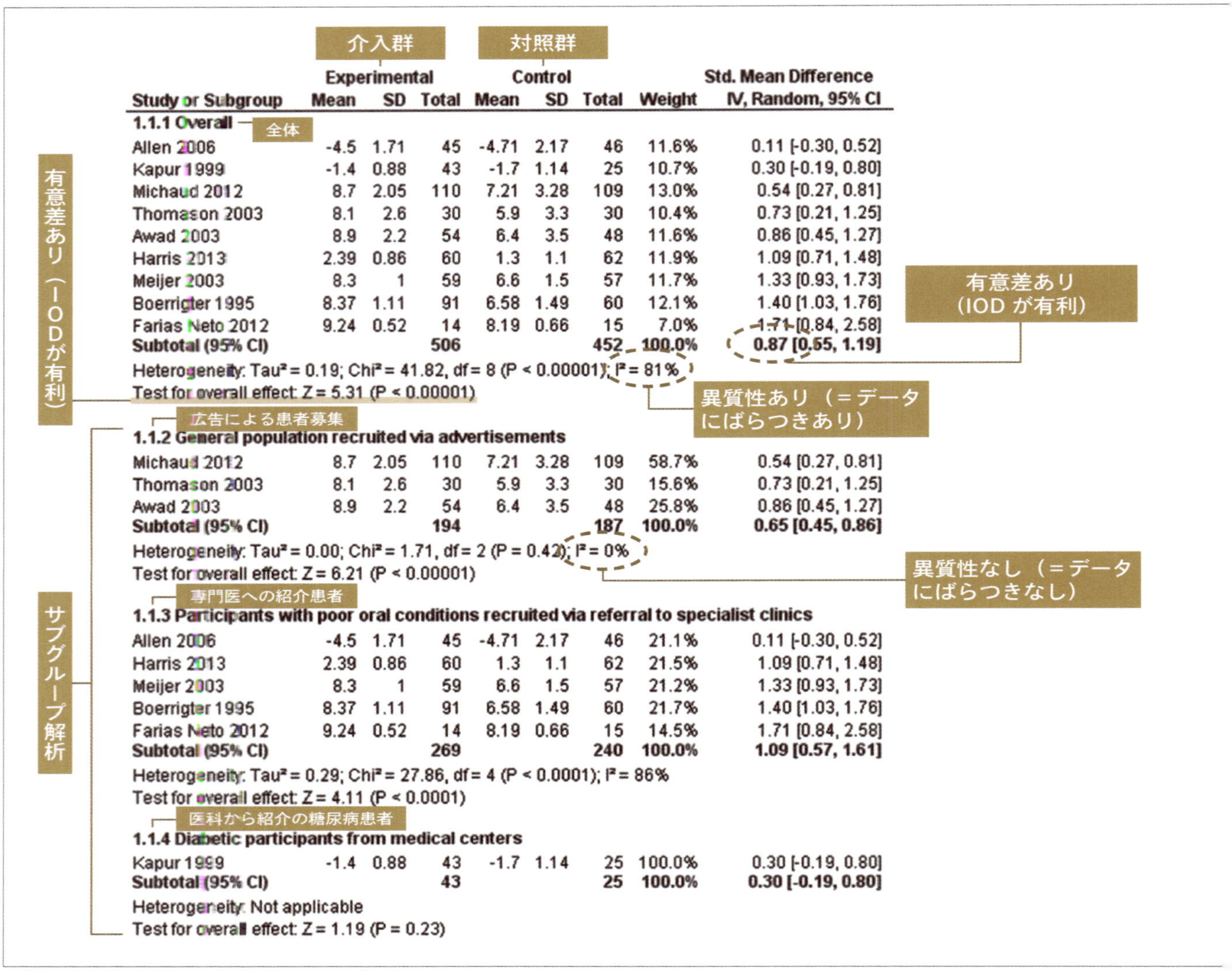

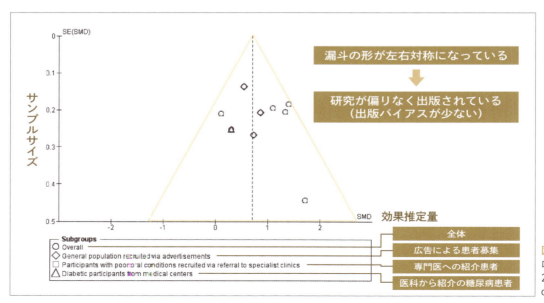

図6 フォレストプロットの一例（Kodama, 2016[3]をもとに作成）

図7 ファンネルプロットの一例（Kodama, 2016[3]. unpublished data）

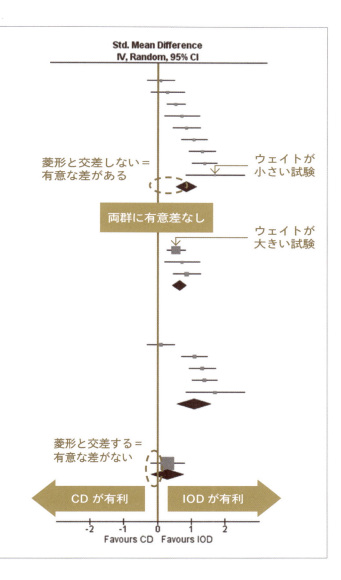

量（介入群と対照群の平均値の差，オッズ比，相関係数のどれを対象としているか，またその値）と異質性（データのばらつきの有無）に着目して論文を精読してもらいたい．

ファンネルプロット

最後に，メタアナリシスにより導き出された結果に偏りがないかどうか，つまりバイアスがないかを評価する必要がある．多くの科学論文では統計学的に有意な差を認めた研究結果が多く出版される傾向があり，ある研究テーマに関してこれまでに行われてきた研究結果すべてを反映しているわけではない．これを出版バイアス（Publication bias）と呼ぶ．

出版バイアスを評価する方法にファンネルプロット（Funnel plot）がある．図7にファンネルプロットの一例を示す．今回の場合，横軸に効果推定値を，縦軸にサンプルサイズを設定し，個々の研究結果がプロットした散布図となり，漏斗のような形を呈する．そして，もし研究が偏りなく出版されている（出版バイアスが少ない）ならば，ある効果推定量を境に左右対称な漏斗の形となる．

文献
1) Greenmhalgh T. How to Read a Paper The Basics of Evidence-based Medicine and Healthcare sixth edition. Wiley Blackwell, 2019.
2) 小島原典子，中山健夫，森實敏夫，山口直人，吉田雅博．Minds診療ガイドライン作成マニュアル 2017．公益財団法人日本医療機能評価機構．2017．
3) Kodama N, Singh BP, Cerutti-Kopplin D, Feine J, Emami E. Efficacy of mandibular 2-implant overdenture：An updated meta-analysis on patient-based outcomes. JDR Clin Trans Res. 2016；1（1）：20-30.

されているが，毎回すべての結果が一致するわけではない．図6に示すように，個々の研究により効果量に差を認める．そして，結果が一致しない原因として，異質性（Heterogeneity）がある．異質性とはデータのばらつきを意味しており，研究デザイン，対象患者，環境が異なるために結果が違ってくる．さらに，異質性が大きい場合，サブグループ解析（集団全体を解析対象にするのではなく，患者の年齢や性別，研究条件，疾患の程度などサブグループに分けて解析すること）が推奨されている．本研究において，被験者のリクルート条件により分類すると，異質性がなしと判定されたグループが存在した．

今後メタアナリシスを理解する際には，特に効果

まとめ
- □ 良質なReview articleとは何かを知ること
- □ フォレストプロット，ファンネルプロットを理解すること
- □ 種々のバイアスリスクを知ること

Guide 3

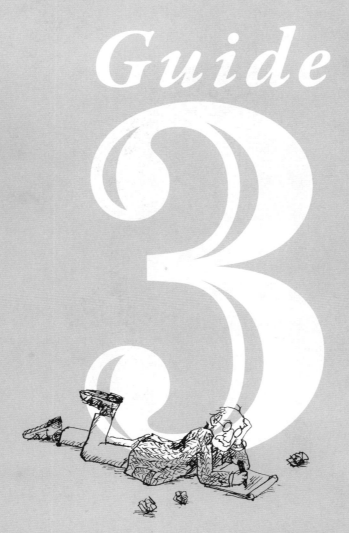

論文がジャーナルに掲載されるまで
~知っておきたい投稿の流れ/書き方ガイド~

1 科学英語論文を書くための準備
～報告ガイドラインを把握する～

児玉直紀，田中祐貴

本節では「科学英語論文を書くための準備」と題して，報告ガイドラインについて解説したい．

筆者らは以前，「Effects of stage Ⅱ transport and food bolus sampling methods on the properties of food particles[1]」という論文を『Journal of Oral Rehabilitation』に発表した．これは健常被験者を対象に，Stage Ⅱ transport により移送された粒子と咀嚼食塊中の粒子の粒度特性を比較した研究である．そして，本論文を 2018 年 9 月にはじめて同誌の Editorial Office に投稿した際に下記のようなメッセージを受け取ったことがある（以下，著作権の都合上，私信の公開を避けるために原文ではなく日本語訳にて掲載する）．

「原稿に適したチェックリストとフローチャートを必ず提出してください．提出する必要のあるチェックリストについては，ジャーナルの著者ガイドラインの"研究報告ガイドライン"を参照してください」

当時すでに論文投稿やリバイス，アクセプト，さらには論文掲載までの一連の過程を何度も経験していたにもかかわらず，筆者らは最初，何のことか全く理解できなかった．過去に Review article を投稿した際に PRISMA のチェックリストを用意したことがあり（後述），さらに論文の査読者としてランダム化比較臨床試験に関する論文で CONSORT チェックリスト，観察研究に関する論文で STROBE チェックリストを見たことがある．しかし，少なく

とも以前より当講座で行ってきた機能研究において，このようなチェックリストの提出を要求されたことがなく，そのときはじめて報告ガイドラインについて調べてみた．

報告ガイドライン（Reporting Guideline）とは？

「EQUATOR（Enhancing the QUAlity and Transparency Of health Research）Network」と呼ばれるサイトがある．直訳すると「健康研究の質と透明性を強化するネットワーク」という意味である．ここのサイトに多くの報告ガイドラインが掲載されており，報告ガイドラインは「ヘルスリサーチャーが原稿を書くときに使用するためのシンプルで構造化されたツールである」と考えられている．同ガイドラインは原稿が以下のようになることを保証するために必要な情報の最小限のリストとして提供されている．その目的は以下の4つである．

・読者に理解しやすくなる
・研究者によって再現しやすくする
・医師が治療意思決定を下すために使いやすくなる
・系統的レビューに含まれやすくなる

さらに，報告ガイドラインは「明示的な方法論を

使用して開発された，特定のタイプの研究を報告する際に著者をガイドするためのチェックリスト，フローチャート，または構造化テキスト」と定義されている．以下，主な報告ガイドラインについて紹介したい．

代表的な報告ガイドライン

EQUATOR Networkの中に，報告ガイドラインのフローチャート（図1）が掲載されている．どのガイドラインを参照すれば良いかわからない人向けのフローチャートと思ってもらって構わない．特に代表的な報告ガイドラインがこの図の中に掲載されている．実際に論文を執筆する前にぜひこのフローチャートを眺めて，自身の研究デザイン（執筆する論文）にどの報告ガイドラインを適用するのが良いか考えてほしい．

本稿執筆（2021年8月14日）時点で計472の報告ガイドラインが存在している（図2）．これらすべてを紹介することはナンセンスであるため，ここでは図1のフローチャートに示されている代表的な報告ガイドラインを紹介したい．

図1に示された報告ガイドラインをすべてまとめると表1のようになる．たいてい報告ガイドラインは略語で表記されているが，個々の正式名称をみるとそれぞれどのようなときに用いるガイドラインであるか想像がつくと思う．さらに表1で紹介した報告ガイドラインの内容についてまとめたものを表2に示す．こちらはNLM's Reporting Guidelines and Initiatives：By Organizationと呼ばれる米国国立医学図書館の報告ガイドラインに関するサイトから引用したものである[2]．

報告ガイドラインの実例

Guide2.5でも紹介した拙稿「Efficacy of Mandibular 2-implant Overdenture：An Updated Meta-analysis on Patient-based Outcomes.（下顎2本インプラント支台のオーバーデンチャーの有効性に関するシステマティックレビューならびにメタアナリシス）[3]」を『JDR Clinical & Translational Research』に投稿した際に，実際に提出したガイドラインを図

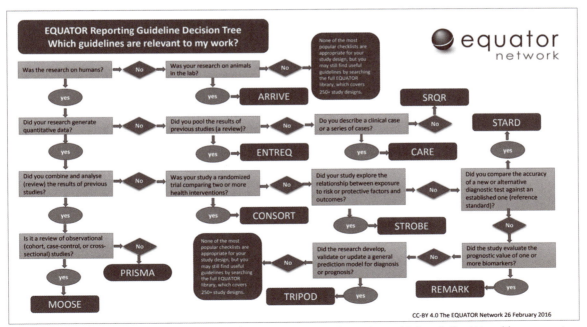

図1　報告ガイドラインのフローチャート（EQUATOR network Reporting guidelineより．https://www.equator-network.org/reporting-guidelines/）

— 49 —

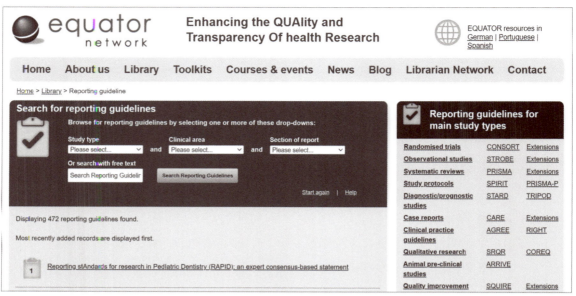

図2 報告ガイドライン（EQUATOR network Reporting guideline より．https://www.equator-network.org/reporting-guidelines/）

表1 図1に示された報告ガイドラインの一覧（Research Reporting Guidelines and Initiatives: By Organization を参照．https://www.nlm.nih.gov/services/research_report_guide.html）

報告ガイドライン	正式名称
ARRIVE	Animal Research：Reporting of In Vivo Experiments
CARE	reporting guidelines for CAse Reports
CONSORT	Consolidated Standards of Reporting Trials
ENTREQ	ENhancing Transparency in REporting the synthesis of Qualitative research
MOOSE	Meta-analysis of Observational Studies in Epidemiology
PRISMA	Preferred Reporting Items for Systematic Reviews and Meta-Analyses
REMARK	REporting recommendations for tumor MARKer prognostic studies
SRQR	Standards for reporting qualitative research：a synthesis of recommendations
STARD	STAndards for the Reporting of Diagnostic accuracy
STROBE	STrengthening the Reporting of OBservational studies in Epidemiology
TRIPOD	Transparent reporting of a multivariable prediction model for individual prognosis or diagnosis

3に示す．

報告ガイドラインでは通常，個々のチェックリストに対して該当ページを記載する．本論文に適用すべき報告ガイドラインは，表1からもわかるようにPRISMAであるため，このときもPRISMAチェックリスト[4]を用いた．

Titleにシステマティックレビューならびにメタアナリシスであることを明記して，Abstractはいわゆる構造化アブストラクトで構成する．Introductionでは，既知の事実と本Review articleとの関連性を明記したうえで，PICOにあてはめて目的を立案する必要がある．

Review articleでは特に方法論を厳密に規定する必要があるため，Methodsに関するチェック項目

論文がジャーナルに掲載されるまで ～知っておきたい投稿の流れ/書き方ガイド～ 3

表2　表1に示す報告ガイドラインの内容

報告ガイドライン	内容
ARRIVE	動物研究および動物研究の査読者を報告するため
CARE	症例報告のための根拠に基づく最小限の推奨事項
CONSORT	ランダム化臨床試験（RCTs）を報告するための最小限の推奨事項を含む根拠に基づく25項目のチェックリスト
ENTREQ	質的研究の統合
MOOSE	観察研究のメタアナリシスを報告するため
PRISMA	著者がシステマティックレビューやメタアナリシスの報告を改善するのに役立つ．ランダム化試験に焦点をあてているが，他の研究デザインのシステマティックレビュー，特に介入による評価を報告するための基礎として使用できる
REMARK	腫瘍マーカー研究を報告するためのガイドライン
SRQR	質的研究を報告するため
STARD	診断精度研究の報告の正確性と完全性を改善し，読者が研究におけるバイアスの可能性（内部妥当性）を評価し，その普遍性を評価できるようにすることを目的とする
STROBE	観察研究を報告する論文に含める項目のチェックリストを確立することを目的としている
TRIPOD	診断または予後の目的を問わず，予測モデルを開発，検証，または改訂する研究を報告するため

が多く設定されている．具体的には，下記の全項目を含めた．

- ・研究計画書と登録（適切なプロトコルを用意しているか，Review article に関して必要に応じて登録されているか）．
- ・適格基準（PICO, フォローアップ期間, 使用言語, 論文掲載年などに決まりがあればその旨を記載しているか）．
- ・情報源（検索に用いたデータベースの種類，必要に応じて著者と連絡をとったかどうか，最終検索日）．
- ・検索（再現性のある電子検索式を立案し，かつ論文に掲載）．
- ・研究の選択（システマティックレビュー，メタアナリシスへの組み入れについて提示）．
- ・データの抽出過程（論文内から抽出，さらに一部研究からデータを入手）．
- ・データ項目（取得したすべてのデータを列挙）．
- ・個々の研究のバイアスリスク（個々の研究においてバイアスリスクを評価）．

- ・要約指標（今回，2群間の平均差を算出）．
- ・結果の統合（メタアナリシスを実施し，効果量と異質性を算出）．
- ・研究全般に関するバイアスリスク（今回，出版バイアスを検討）．
- ・追加的な分析（追加的な分析を行ったか？　今回はサブグループ解析を実施）．

　Results では，Methods の内容とほとんど重複するため，省略させていただく．さらに，Discussion では，エビデンスの要約（各アウトカムに関して，エビデンスの強さを含め考察），限界（研究レベルおよびアウトカムレベルにおける限界）を解説し，将来的展望を加味した結論を導き出した．

なぜ報告ガイドラインを用いる必要があるのか

　ジャーナルによっては，投稿規定に報告ガイドライン参照を推奨している．たとえば，歯科界で高いImpact Factor を有する雑誌として有名な『Journal

51 ─

Section/topic	#	Checklist item	Reported on page #
TITLE			
Title	1	Identify the report as a systematic review, meta-analysis, or both.	2
ABSTRACT			
Structured summary	2	Provide a structured summary including, as applicable: background; objectives; data sources; study eligibility criteria, participants, and interventions; study appraisal and synthesis methods; results; limitations; conclusions and implications of key findings; systematic review registration number.	3, 4
INTRODUCTION			
Rationale	3	Describe the rationale for the review in the context of what is already known.	5
Objectives	4	Provide an explicit statement of questions being addressed with reference to participants, interventions, comparisons, outcomes, and study design (PICOS).	5
METHODS			
Protocol and registration	5	Indicate if a review protocol exists, if and where it can be accessed (e.g., Web address), and, if available, provide registration information including registration number.	25-27
Eligibility criteria	6	Specify study characteristics (e.g., PICOS, length of follow-up) and report characteristics (e.g., years considered, language, publication status) used as criteria for eligibility, giving rationale.	6
Information sources	7	Describe all information sources (e.g., databases with dates of coverage, contact with study authors to identify additional studies) in the search and date last searched.	6
Search	8	Present full electronic search strategy for at least one database, including any limits used, such that it could be repeated.	25-27
Study selection	9	State the process for selecting studies (i.e., screening, eligibility, included in systematic review, and, if applicable, included in the meta-analysis).	6, 7
Data collection process	10	Describe method of data extraction from reports (e.g., piloted forms, independently, in duplicate) and any processes for obtaining and confirming data from investigators.	7, Table 1
Data items	11	List and define all variables for which data were sought (e.g., PICOS, funding sources) and any assumptions and simplifications made.	7, Table 1
Risk of bias in individual studies	12	Describe methods used for assessing risk of bias of individual studies (including specification of whether this was done at the study or outcome level), and how this information is to be used in any data synthesis.	8
Summary measures	13	State the principal summary measures (e.g., risk ratio, difference in means).	8
Synthesis of results	14	Describe the methods of handling data and combining results of studies, if done, including measures of consistency (e.g., I^2) for each meta-analysis.	9
Risk of bias across studies	15	Specify any assessment of risk of bias that may affect the cumulative evidence (e.g., publication bias, selective reporting within studies).	9
Additional analyses	16	Describe methods of additional analyses (e.g., sensitivity or subgroup analyses, meta-regression), if done, indicating which were pre-specified.	9
RESULTS			
Study selection	17	Give numbers of studies screened, assessed for eligibility, and included in the review, with reasons for exclusions at each stage, ideally with a flow diagram.	9, Figure 1
Study characteristics	18	For each study, present characteristics for which data were extracted (e.g., study size, PICOS, follow-up period) and provide the citations.	9-11, Table 1
Risk of bias within studies	19	Present data on risk of bias of each study and, if available, any outcome level assessment (see item 12).	12, 13, Figure 2
Results of individual studies	20	For all outcomes considered (benefits or harms), present, for each study: (a) simple summary data for each intervention group (b) effect estimates and confidence intervals, ideally with a forest plot.	13-15, Figure 2
Synthesis of results	21	Present results of each meta-analysis done, including confidence intervals and measures of consistency.	13-15, Figure 3
Risk of bias across studies	22	Present results of any assessment of risk of bias across studies (see Item 15).	15, 16, Figure 4
Additional analysis	23	Give results of additional analyses, if done (e.g., sensitivity or subgroup analyses, meta-regression [see Item 16]).	13-15, Figure 3
DISCUSSION			
Summary of evidence	24	Summarize the main findings including the strength of evidence for each main outcome; consider their relevance to key groups (e.g., healthcare providers, users, and policy makers).	16-18
Limitations	25	Discuss limitations at study and outcome level (e.g., risk of bias), and at review-level (e.g., incomplete retrieval of identified research, reporting bias).	19
Conclusions	26	Provide a general interpretation of the results in the context of other evidence, and implications for future research.	19
FUNDING			
Funding	27	Describe sources of funding for the systematic review and other support (e.g., supply of data); role of funders for the systematic review.	20

図3 実際に提出した報告ガイドライン（PRISMA．Kodama ら，2016[2] で使用）

of Dental Research』の場合，CONSORT，ARRIVE，STROBE を研究デザインによっては参照するように明記している．著者らが専門とする補綴の分野で有名な雑誌である『Journal of Prosthodontic Research』においても，CONSORT，STROBE，PRISMA などのガイドラインは適宜用いるよう明記されている．

では，報告ガイドラインは必ず用いる必要がある

のだろうか？　ここで，世界的に高名な The International Committee of Medical Journal Editors（医学雑誌編集者国際委員会．ICMJE）が発表した「Recommendations for the Conduct, Reporting, Editing, and Publication of Scholarly Work in Medical Journals（医学雑誌掲載のための学術研究の実施，報告，編集，および出版に関する勧告）[5]」を紹介したい．

上記勧告における Recommendation 内「Reporting Guideline」の項で以下の文言が掲載されている．

"Journals are encouraged to ask authors to follow these guidelines because they help authors describe the study in enough detail for it to be evaluated by editors, reviewers, readers, and other researchers evaluating the medical literature.（ジャーナルには著者にこれらのガイドラインに従うように依頼することをお勧めする．なぜなら，著者が医学文献を評価する編集者，査読者，読者，および他の研究者によって評価される研究を十分詳細に説明するのに役立つからである）".

この文章を読む限り，科学英語論文を執筆するにあたり報告ガイドラインを参考にしない理由は一切見当たらない．さらに，この項の最後には，以下のように明言されている．

"Good sources for reporting guidelines are the EQUATOR Network and the NLM's Research Reporting Guidelines and Initiatives.（報告ガイドラインの良い情報源は，EQUATOR ネットワークと NLM の Research Reporting Guidelines and Initiatives である）".

よって，科学英語論文を実際に執筆する前には，これらのサイトに一度足を運んで必要な情報を収集していただきたい．きっと論文執筆において有益な情報が得られるであろう．なお，最後になったが，代表的な報告ガイドラインについては日本語訳があるので内容を理解するために，先に日本語訳バージョンをご一読されたほうが良いといえよう（もちろん論文投稿の際には原文のものを使用することは言うに及ばない）．

文献

1) Tanaka Y, Sugimoto H, Kodama N, Minagi S. Effects of stage II transport and food bolus sampling methods on the properties of food particles. J Oral Rehabil. 2020; 47（2）：196-203.
2) NLM's Reporting Guidelines and Initiatives：By Organization（https://www.nlm.nih.gov/services/research_report_guide.html）（2021 年 8 月 14 日アクセス）
3) Kodama N, Singh BP, Cerutti-Kopplin D, Feine J, Emami E. Efficacy of mandibular 2-implant overdenture: an updated meta-analysis on patient-based outcomes. JDR Clin Trans Res. 2016；1（1）：20-30.
4) Moher D, Liberati A, Tetzlaff J, Altman DG, The PRISMA Group（2009）. Preferred Reporting Items for Systematic Reviews and Meta-Analyses：The PRISMA Statement. PLoS Med. 2009；6（6）：e1000097.
5) Recommendations for the Conduct, Reporting, Editing, and Publication of Scholarly Work in Medical Journals（Updated December 2019）. International Committee of Medical Journal Editors（ICMJE）.（http://www.icmje.org/recommendations/）（2021 年 8 月 14 日アクセス）

まとめ

□ 報告ガイドラインとは何かを知ること
□ 各研究デザインに応じた報告ガイドラインがあると理解すること
□ 最適な報告ガイドラインに準じて必要な情報を事前に収集しておくこと

2 科学英語論文の書き方をマスターする

兒玉直紀

本節は「科学英語論文の書き方をマスター」すると題して，実際に論文を執筆するときのポイントを解説したい.

論文を書き始める前に知っておいてほしいこと

若手研究者・臨床家にとって，新たに論文を書き始めることは決して容易なことではない. またそのやる気を維持するのは，熟練した論文執筆経験者であっても難しいことである. 最初の項では，論文の各セクションの書き方を解説する以前に，論文執筆を行ううえで知っておいてほしいことを解説したい.

1. 執筆手順

執筆の順序は，論文のセクションの最終的な順序と同じである必要はない. なぜなら，Introductionや Discussion は論文執筆において最も難しいセクションであるため，Methods と Results から始めることをお勧めしたい. さらに，Introduction や Discussion の形式は投稿するジャーナルや論文中で提示された方法や新知見に依存するため，最後に（ただし Abstract の前に）書くほうが良い.

2. ターゲットジャーナルの選定

できるだけ早期に投稿するジャーナル（の候補）を決定し，論文執筆の早い時期に対象となる読者をイメージすることが重要である.

3. タイムスケジュール

多くの研究者・臨床家にとって，1つの科学英語論文を書き上げることは実に骨の折れる作業である. ましてや，科学英語論文の執筆経験が浅い若手にとっては言うに及ばない. 何もないところから急に多くの文章を書き始めることは困難である. 読者の皆様には，はじめにどのような図表を掲載するか漠然と考え，そして各セクションのおおよその骨子を決めることから取りかかってもらいたい. さらに，毎日少しずつでかまわないので（「1日1行（業）」の精神で）執筆作業を進めてほしい.

Title，Abstract のポイント

Title と Abstract は，論文の最も重要な部分である. なぜなら，論文を投稿した際に編集者は Title と Abstract を眺めて，外部の査読者に査読を依頼するかどうかを決定するからである. さらに，査読者にとっては論文の第一印象を決める要因になり得るために，また読者にとっては誰でもこれらのセクションのみ自由にアクセスできることが多いために，非常に重要なセクションである.

Title には，重要なキーワードを含めるべきである. またジャーナルによっては，研究の主題とデザ

インを示すことを好む．たとえば，筆者が海外留学中に携わったインプラントオーバーデンチャーに関する臨床研究が論文として出版されたときには，「Does immediate loading affect clinical and patient-centered outcomes of mandibular 2-unsplinted-implant overdenture? A 2-year within-case analysis（即時荷重は2本の非連結下顎インプラントオーバーデンチャーの臨床アウトカムおよび患者中心アウトカムに影響を与えるか～2年間の症例内分析～)[1]」という具体的なTitleにして，読者がTitleを眺めただけで論文の内容を想像できるようにした．

Abstractは多くの場合，構造化アブストラクトが好まれる．Abstractには，①Background（何がわかっていて，この研究はなぜ必要なのか？ **必ず研究目的を示すこと**），②Methods（どのように研究を進めたか？），③Results（何がわかったか？ **Research questionに対する回答を含めること**），④Conclusions（この研究結果は何を意味するのか？）の4要素を含める必要がある．近年では，非構造化アブストラクトを採用しているジャーナルもあるが，非構造化アブストラクトであってもこの4要素を含めたほうが良いと考える．

Introductionのポイント

Introductionでは，読者になぜその研究を行ったのかを理解してもらい，Research questionを述べるために不可欠な情報を与えることを目的としている．研究テーマについて文献を用いながら現在の見解を要約することにより，その研究を行う理論的根拠を示す場と考えてもらえれば良い．

Guide2.1において，「Introductionは主として2部構成であり，前半部分に同じ研究分野の現状ならびに問題点が，後半部分に著者らの疑問・目的などが記載されている」と述べた．Introductionはたいてい3または4段落で構成されており，第1段落に研究テーマの背景，第2段落に先行研究で何が解明されているか，第3段階に現在までに解明されていないこと，第4段落に本研究の目的を記す．ただし，第2・第3段落，第3・第4段落を合体させて計3段落構成にしている場合もある．そして，Introductionを構成するうえで大事なポイントを2点紹介したい．

1. 構成を漏斗状になるようにすること（図1）

上記の構成に従ってIntroductionを構成すると自ずと漏斗状になるが，構成が十分に練られていない場合，メインテーマがぼやけることが多い．

2. 分量を10％程度（最大15％）に収めること

IntroductionにはAbstractのように単語数の制限はないが，できるだけ簡潔にする必要がある．通常，論文の全単語数の10～15％を超えないように，とされている．筆者の経験では，冗長なIntroductionは編集者や査読者に嫌われがちである．

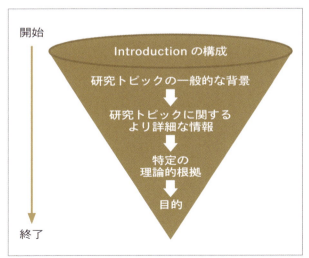

図1　Introductionのイメージ図．研究トピックの一般的な背景から論じ，研究トピックに関する詳細な情報，具体的な根拠を含め，きわめて重要な研究の目的，で終わる．トピックの広さはIntroductionの進行に伴い徐々に狭くなることから，Introductionは漏斗状に構成することが求められている

（Materials and） Methods の ポイント

定量的研究により独自の研究結果を提示する場合，Methods は，①研究デザイン，②被験者，③データ収集，④データ解析の 4 つの要素からなることが多く，このような小見出しを使用してセクションを構成することも多い．ヒトを用いる研究の場合，倫理的問題にも配慮している（しかるべき場所で倫理承認を得ている）ことを述べる必要がある．

①については，研究のデザイン，つまりランダム化比較試験，前向き／後ろ向きコホート研究，症例対照研究，横断研究などを記載する必要がある．②については，被験者の情報，つまり研究への募集方法，包含・除外基準，さらにはサンプルサイズの計算方法を示すことが要求される．③については，曝露や介入，測定した結果，測定方法，測定が行われた時・期間を正確に定義する．④については，独立変数や従属変数の定義，欠落したデータの取り扱い，結果の評価方法（用いた統計学的手法）を記載する．

一通り Methods を書き終えた時点で，「論文で提供した情報を使用して他の研究者が研究を再現できるだろうか？」と自問してみてほしい．それが可能であれば Methods としての役割は十分果たせたことになる．さらに，Methods は詳細に記載しようとすればするほど冗長になりやすいため注意を要する．

Results のポイント

1. Results はどうあるべきか？

Results では，その研究から得られた結果・発見を明確かつ簡潔に提示する必要があり，原則**過去形で記載**する．後述する Discussion において結果から得られる解釈を提示するため，**Results では解釈は行わず結果のみを提示**する．また，**Methods と Results は対比するように構成すること**が主である．よって，Methods で提示したすべての研究（実施内容）に対応する結果が存在する必要があり，その逆も同様である．

2. Results で何を記載するか？

一般的な Results セクションでは，①研究参加者の募集，②研究参加者の特性，③アウトカムに関する結果ならびに解析の順に記載する．以下，記載すべき内容について記す．

① 研究参加者の募集

何名募集して，うち何名が研究参加に同意したか？　また，ランダム化比較試験などの前向き研究においては，研究参加者の採用手順や治療または測定イベントなどの介入に対する参加者の反応をフローチャートで示すことが多い（図 2）．

② 研究参加者の特性

研究参加者の特性は，表を用いることで効率的に示すことができる．表には，基本的な社会人口統計学的特性と主要なライフスタイルに関わる変数を含める必要がある．参考文献[2]における研究参加者の特性を表 1 に示す．

③ アウトカムに関する結果ならびに解析

文章による説明のみならず，図表を効果的に用いることをお勧めしたい．最も重要なデータは文中で説明するのみならず，図表により示す．また，主要（副次的）アウトカムに対して統計学的に評価することが要求される．科学論文において，証明された違いを報告したい場合は，「統計学的に有意」という言葉を使用する（「著しく」や「驚くほど」など，調査結果の解釈を暗示する言葉は避ける）．データを示すときは，常に同じ順序にする（たとえば，介入群→対照群）．測定値を平均値または中央値で示すときは，それぞれ標準偏差または四分位偏差を，効果量を示すときは適宜，95% 信頼区間を示す．ただし，すべて文中に表記すると煩わしく見えることが多いため，うまく図表を用いて表記する．つまり，文中には p 値のみ報告して，実際の値は図表に掲載すれば良い．また，代表値の少数点は一貫させること（小数点以下 1 桁で統一することが多い）．

論文がジャーナルに掲載されるまで 3
～知っておきたい投稿の流れ/書き方ガイド～

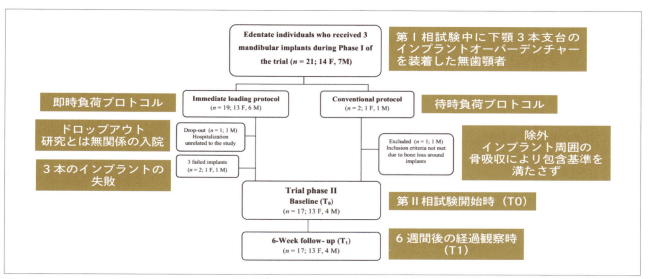

図2　研究のフローチャートの1例（Emamiら，2019[2)]をもとに作成）

表1　患者の社会人口学的特性の1例（Emamiら，2019[2)]をもとに作成）

Mean age (years ± SD)	61.9 ± 6.6
Gender　性別	
Males	29.4%
Females	70.6%
Marital status　婚姻区分	
Single/separated/divorced	35.6%
Married/partnered	57.9%
No response	5.9%
Living status　居住区分	
Alone	5.9%
With family/others	70.8%
No response	23.5%
Education　教育	
Elementary/high school	58.8%
College/university	41.1%
Income　収入	
<$40,000	41.2%
≥$40,000	47.0%

57

Discussion のポイント

きっと多くの方が論文を執筆する際に，Discussion で苦労されることだろう（かくいう筆者も以前は Discussion をどのように構成すれば良いか悩んでいた）．入局してから 10 数年来，同じ講座（ときに他の講座・研究室から出た）先行研究を参考にしながら書くしか術がなかった．しかし留学して間もない頃，当時の Supervisor であった Dr. Emami（現マギル大学歯学部長）より「How to write an effective discussion[3]」という論文を渡され，「この内容を参考に Discussion を書けば良い」といわれた．科学英語論文（特に臨床論文）の Discussion をどのように執筆すれば良いか悩んでいる方には，ぜひ一読してもらいたい．そこには，Discussion で書くべきこと，書くべきではないことが記されている．要点を以下に記す．

Discussion には，①**研究の主たる結果**（何を発見したか？），②研究結果の意義と重要性に関する説明（その結果がいかに重要であるか？），③**研究結果の関連性**（先行研究と比べた類似点・相違点），④研究結果に関する代替説明（他の解釈はないか？），⑤研究結果の臨床的関連性（どのように臨床に寄与されるか？），⑥**研究の限界**（すべての研究に大なり小なり欠点が存在することを念頭に置き解説する），⑦さらなる研究のための提案（**今後の課題，将来展望**），⑧ take home message（結論として，読者に覚えておいてほしいこと），を含めるようにする．

一方で，①結果の過剰な解釈，②不当な憶測，③研究結果の重要性を膨らませる，④不要な脱線，⑤他の研究の批判，⑥研究結果によって支持されない結論，は含めないようにしてほしい．あくまで研究結果に裏付けされる知見を述べる場と考えてもらえれば良い．さらに，Introduction は漏斗状，Discussion は逆漏斗状とされており（図 3），Introduction と Discussion を合わせて hourglass（砂時計）のように記載するようにしてほしい（図 4）．

Tables and Figures のポイント

図表は研究結果の中でも，とりわけ重要なものを視覚的に読者に知らせるために重要なツールである．図表をざっと眺めるだけでその研究で何がわかったか漠然と理解できるとさえいわれている．以前若かりし頃，論文の執筆作業を開始しようとした

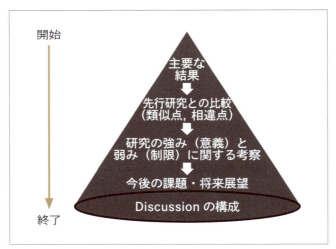

図 3　Discussion のイメージ図．はじめに研究の主要な結果を論じ，先行研究との類似点・相違点に関する比較，研究に対する強み・弱みを述べ，今後の課題・将来展望，で終わる．Introduction とは異なり，トピックの広さは Discussion の進行に伴い徐々に広くなることから，Discussion は逆漏斗状に構成することが求められている

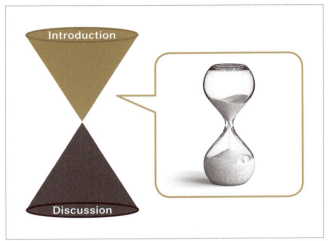

図4 IntroductionとDiscussionの関係性．Introductionは漏斗状，Discussionは逆漏斗状に構成されており，2つを合わせると砂時計のような関係性であるとされる

際に，上司より最初に図表を完成させるよう指導されたことがある．当時の自分にはその意図があまり理解できていなかったが，今ならその意見に強く賛同する．論文を執筆するうえで図表を完成させることは，研究の重要な結果を理解するだけでなく，論文全体の構成を決めるうえで非常に有益である．

文献
1) Emami E, Cerutti-Kopplin D, Menassa M, Audy N, Kodama N, Durand R, Rompré P, de Grandmont P. Does immediate loading affect clinical and patient-centered outcomes of mandibular 2-unsplinted-implant overdenture? A 2-year within-case analysis. J Dent. 2016；50：30-36.
2) Emami E, Alesawy A, de Grandmont P, Cerutti-Kopplin D, Kodama N, Menassa M, Rompré P, Durand R. A within-subject clinical trial on the conversion of mandibular two-implant to three-implant overdenture: Patient-centered outcomes and willingness to pay. Clin Oral Implants Res. 2019；30（3）：218-228.
3) Hess DR. How to write an effective discussion. Respir Care. 2004；49（10）：1238-1241.

まとめ

- □ ターゲットジャーナルを早めに選定し，日々少しずつで良いので執筆作業を進めること
- □ TitleとAbstractは論文において最も重要なセクションであるため，最後に書くこと
- □ IntroductionとDiscussionは構成が真逆であることを把握しながら書くこと
- □ MethodsとResultsはそれぞれ照らし合わせながら書くこと
- □ Tables and Figuresは読者にわかりやすく研究の重要な結果を示すこと

3 科学英語論文を投稿する前に
～最終チェックで必要なこと～

兒玉直紀, 杉本 皓

本節では「科学英語論文を投稿する前に～最終チェックで必要なこと～」と題して，実際に論文を投稿する方法を解説したい.

論文を投稿するうえで確認すべきこと

すべてのジャーナルに独自の投稿規定（Instruction for Authors）が設定されている（図 1）. 投稿規定を逸脱した論文はそれだけで Reject（却下）と判定されることがある. よって，科学英語論文を投稿する際には必ず投稿規定を確認することを忘れないでほしい. 投稿規定の中で特に指摘されやすいところについて明記したい.

1. Word 数

Word 数は適切か？ 特に，Title，Abstract ならびに本文は決められた Word 数（分量）で収まっているかどうかを確認すること. Word 数で規定しているジャーナルもあれば，本文全部で印刷した場合に何ページ以内，というジャーナルもある. また，Title では Word 数が多い場合，Short title（または Running head）を別途表記するように指定している場合もある.

2. 書式

図 2 に投稿直前の原稿の一部を示す. 原稿は，通常ダブルスペースで記載する. ダブルスペースは，Microsoft Word の「レイアウト」→「間隔」→「行間」で，行間を「2 行」にすれば設定できる. 使用する文字は，Helvetica，Arial，Times New Roman などのフォントが好ましい.

また，必須ではないが，「ページ設定」→「その他」→「（プレビュー）行番号」でページごとに行番号を振ることが好まれる. その理由は，行番号があるほうが査読者にとって読みやすく，査読の際にコメントしやすいからである. よって，行番号を挿入することをお勧めしたい. 「レイアウト」→「行番号」→「ページごとに振り直し」でも，各ページに行番号をつけることができる. さらに，できればページ番号も下段（または上段）に振っておいたほうが良い.

3. Tables and Figures

Table は図ではないため，原稿と同じファイル（通常は Microsoft Word で作成することが多いと想像する）に組み込んで作成すること. つまり，Microsoft Word であれば，「挿入」→「表」で適切な行・列の表を作成する.

Figures に関しては，その大きさ，解像度（○○ dpi），保存形式（tiff や jpeg など）を遵守してほしい. 多くの論文において，Photographs（写真）と Line art（線画）で解像度が異なる場合があるので注意を要する.

4. Reference

参考文献の記載方法は種々あるが，ジャーナルによりその記載方法が異なる．一番有名な形式は，Vancouver reference style（バンクーバー方式；引用順方式）ではないかと考える．そのつど投稿規定を参考に参考文献を書き直すのでも構わないが，『Endnote』（ユサコ）などの文献管理ソフトを用いれば自動で修正できる．

図1 投稿規定（Instruction for Authors）の1例（文献[1]の投稿時に参照したもの）．必ず投稿規定を遵守して論文を作成すること．例外は存在しないと知るべし．投稿規定を満たしていない原稿は再提出を要求される

Journal of Prosthodontic Research
Instructions for Authors

Journal of Prosthodontic Research is published 4 times annually, in January, April, July, and October, under supervision by the Editorial Board of Japan Prosthodontic Society, which selects all materials submitted for publication. The aim of this journal is to foster advancement of prosthodontic research and practice. Contributions should be concerned with prosthodontics and / or its related fields.
Journal of Prosthodontic Research will consider materials prepared and submitted according to these instructions. Papers submitted are subject to peer review. Papers will be evaluated by at least two anonymous persons, either members of the Editorial Board or qualified invited referees. However, we reserve the right to make any changes necessary to make the contribution conform to the editorial standards of the journal, as deemed by the Editorial Board based on the recommendations of reviewers. Articles must be of the following categories: review, original article, case report, or technical procedure, and not previously published or being considered for publication elsewhere. No responsibility is accepted by the Editorial Board for opinions or ethics expressed by contributors.
In general, manuscripts should be prepared according to the guidelines produced by the International Committee of Medical Journal Editors: Uniform Requirements for Manuscripts Submitted to Biomedical Journals. Update December 2019. Further information can be found at www.icmje.org.

Ethical standards and guidelines

Authorship
All authors should have made substantial contributions to all of the following: (1) the conception and design of the study, or acquisition of data, or analysis and interpretation of data; (2) drafting the article or revising it critically for important intellectual content; (3) final approval of the version to be submitted. Although a single person must serve as the corresponding author and be responsible through the process from the submission to the acceptance, multiple individuals can be named as the corresponding author in the submitting manuscript only if the author has a compelling reason to justify this. The reason should be clearly stated in the cover letter when submitting the manuscript.

Changes to authorship
Authors are expected to consider carefully the list and order ... manuscript and provide the definitive list of authors at the tim... addition, deletion or rearrangement of author names in the authors... the manuscript has been accepted and only if approved by the jour... the Editor must receive the following from the corresponding auth... author list and (b) written confirmation (e-mail, letter) from all auth... removal or rearrangement. In the case of addition or removal of ... from the author being added or removed.
Only in exceptional circumstances will the Editor consider the add... authors after the manuscript has been accepted. While the Editor c... the manuscript will be suspended. If the manuscript has already be... requests approved by the Editor will result in a corrigendum.

Acknowledgements
All contributors who do not meet the criteria for authorship as d... acknowledgements section. Examples of those who might be a... provided purely technical help or writing assistance or a departme... support. Authors should disclose whether they had any writing as... funded for this assistance.

Conflict of interest
At the end of the text, under a subheading "Conflict of interest st... any financial and personal relationships with other people or orga... influence (bias) their work. Examples of potential conflicts ...

図2 論文投稿直前の原稿の1例．たいていのジャーナルでは，ダブルスペースで記入することを推奨している．また，ページ番号や行番号（特に行番号）を挿入しておくほうが，査読者が査読コメントを入力するうえで助かるため，できるだけ挿入しておいたほうが良い

行番号

ダブルスペース

1　**1 Introduction**

2　　　Mastication is not only a part of digestive motility but also an important function that

3　is involved in quality activities of daily living (ADL), especially in older adults [1]. Accurate

4　evaluation of the masticatory ability of each individual would assist in maintenance and

5　improvement of masticatory ability. Various methods have been used to evaluate the

6　masticatory ability of an individual and these methods can be roughly classified into two

7　types: The first one is a direct evaluation method that expresses the state of the masticated

8　sample as an objective numerical value. The second is an indirect evaluation method that

9　measures masticatory ability from parameters of oral functions such as muscle activity,

10　occlusal force, or jaw movement. As mastication is a complex process, in the former method,

11　masticatory function has been evaluated from various aspects which include pulverization,

12　biting, or mixing. In recent studies, evaluation methods that focus on mixing ability using

13　materials such as wax cubes and color-changeable chewing gum have been considered [2,3].

14　Dental silicone impression materials and gummy jelly have often been used for evaluation of

15　pulverization or biting [4, 5]. Using these artificial materials for evaluation of mastication is

16　simple and hygienic.[4] However, the existing drawback of these methods is that it would be

17　rather difficult to comprehensively evaluate the whole masticatory function because these

18　methods focus on rather limited aspects of natural mastication. It was also reported that

ページ番号

Cover letter
（カバーレター）の作成

Cover letter（カバーレター）とは，投稿する論文や著者の情報を編集者に知らせるためのものである．ほとんどの場合，投稿論文に加えて Cover letter の提出を要求される

図 3 に実際に使用した Cover letter を示す．通常，Cover letter では，Editor-in-chief（編集長）名，ジャーナル名，論文タイトル，論文の種類（Original article, Review article, Case report など），投稿日，研究の背景や目的，研究方法の概要，主要な結果とその意義（その研究結果が科学的にどれほど意義のあるものか），著者の連絡先，その論文が未発表であり，今までジャーナルに掲載されたことがなく，審査中にもないということ，その論文のすべての共著者・共同研究者が論文の投稿に同意しているということ，を記載する．

図 3 の論文[1] は，当分野の杉本らの咀嚼機能評価に関する研究論文で，2021 年に『Journal of Prosthodontic Research』に掲載されたものである．その研究成果にジャーナルの発行の母体となる公益社団法人日本補綴歯科学会が中国および韓国補綴歯科学会と共同主催した 7th Biennial Joint Congress of JPS-CPS-KAP に お い て，「The Best Poster Awards」を受賞したこともあり，Cover letter にその旨記載した．これは本論文の大きなアピールポイントであり，研究成果の価値を高めるような大事な結果は積極的に Cover letter に反映してほしい．なぜなら，Cover letter は著者が自由に研究成果をアピールできる唯一の場であるからだ．

論文投稿前の確認事項

前節は科学英語論文の書き方を解説したが，研究結果以外にも決めるべきことがある．ここで，ほぼすべての科学英語論文に共通する項目を列記したい．

1. Corresponding author （責任著者，連絡著者）の決定

Corresponding author（責任著者, 連絡著者）とは，その論文における責任著者のことである．Corresponding author は，論文の内容すべてに責任を負い，ジャーナルとのやりとりや論文についての問い合わせにも対応する役割を有する．大学院生が筆頭著者の場合，所属先の教授やオーベン（直属の指導者）がその役を担うことが多い．中には，大学院生は Corresponding author になれない，と明記している雑誌もあるため注意が必要である．

論文投稿時には連絡先の登録が必要になり，ジャーナルによっては Corresponding author しか投稿作業ができない場合もある．さらに，論文がアクセプトされたときには，ジャーナルからの問い合わせ，最終原稿の確認，別刷りや支払いの請求などすべて Corresponding author に連絡が来るようになっている．多くのジャーナルにおいて，最終原稿の確認は 48 時間以内に行うよう依頼されるため，筆頭著者と Corresponding author が一緒に確認できると最もスムーズである．よって，論文投稿時（後）には Corresponding author と密接に連絡が取れる状態にあることが望ましい．

2. Authorship （著者資格）

Guide3.1 でも紹介した The International Committee of Medical Journal Editors（医学雑誌編集者国際委員会．ICMJE）によると[2]，Authorship は下記 4 つの基準に基づくことを推奨している．

① Substantial contributions to the conception or design of the work; or the acquisition, analysis, or interpretation of data for the work（その研究の構想やデザイン，データの収集，解析，解釈に十分貢献している）．

② Drafting the work or revising it critically for important intellectual content（論文の重要かつ知的な内容について，執筆または批評的な修正を行っている）．

③ Final approval of the version to be published（出版される原稿について最終的に承認している）.

④ Agreement to be accountable for all aspects of the work in ensuring that questions related to the accuracy or integrity of any part of the work are appropriately investigated and resolved（その論文のいかなる部分に対して，その正確性や健全性に関する疑問を適切に調査し，解決することを保証することで，論文のすべての側面に責任をもつことに同意する）.

　以上の点が Authorship の条件といえる（厳密には，上記①〜④すべてを満たすこと，と明記されて

**編集長名
投稿雑誌名**

日付

Professor Ryuji Hosokawa
Editor-in-Chief
Journal of Prosthodontic Research

Mar 15, 2021

Dear professor Hosokawa,

**タイトル名,
論文の種類,
投稿雑誌名**

Please find enclosed our manuscript entitled "Effects of food particle loss on the evaluation of masticatory ability using image analysis", which we would like to submit an Original article for publication in Journal of Prosthodontic Research.

アピールポイント（アピールできることがあれば）

First of all, I would like to say thank you for choosing as "the Best Poster Awards at Category 3" in 7th Biennial Joint Congress of JPS-CPS-KAP which was held on February 19-27, 2021. This manuscript is based on the above poster presentation.

**本研究の目的
主要な結果
本研究の意義**

The aim of this study was to examine how particle loss affects the evaluation of masticatory ability and updates the image analysis method. We believe our study makes a significant contribution to the literature because the method of analyzing only larger particles makes it possible to evaluate masticatory ability without impairing the characteristics of the original particle size distribution of the entire bolus. We therefore conclude that this finding can be applied to the evaluation of masticatory ability, especially among older adults having difficulty in recovering the total amount of test food due to decreased activities of daily living. Further, we believe this paper will be of interest to the readership of your journal.

**独自の研究
未発表の内容**

This manuscript is original, has not been published or presented elsewhere in part or in entirety. All study participants provided informed consent. The authors declare that there is no conflict of interest. All authors have read and approved the manuscript.

Looking forward to hearing from you soon.

Sincerely yours,

Naoki Kodama　**署名**

Naoki　Kodama
Department of Occlusal and Oral Functional Rehabilitation
Okayama University
Graduate School of Medicine, Dentistry and Pharmaceutical Sciences
2-5-1 Shikata-cho, Kita-ku, Okayama 700-8525, JAPAN
Tel: +81-86-235-6687　　Fax: +81-86-235-6689　E-mail: naoki-k@md.okayama-u.ac.jp

Corresponding author の情報

図3　カバーレター（Cover Letter）の1例（文献[1] の投稿時に添付した Cover letter）

いる）．よって，その論文に全く目を通していない者やその研究（論文）に責任をもつことができない者を共著者に加えてはならない．

近年，ギフトオーサーシップ（Gift authorship. その研究に貢献していないが，その地位により共著者になること）など Authorship に関する問題が時折散見される．Authorship の決定には十分に配慮することが必要である．

3. Conflict of interest（利益相反）

最近では，科学論文だけでなく学会発表においても，Conflict of interest（利益相反，COI）の提示が要求されている．研究にとってバイアスをもたらす可能性のある COI を記載する目的は，資金の出所や協力者などの関係を明らかにすることで，論文の透明性・公正性を保つためである．COI 関係にある企業などがない場合，「本論文に関して，開示すべき利益相反関連事項はない（The authors declare no conflicts of interest.）」などと記載すれば良い．

一方，著者または研究に対して資金援助を得ている場合には，COI または後述の Acknowledgement にその旨記載すれば良い．COI に関する記載は，論文の本文中だけでなく Cover letter に記載することも多く，さらにほとんどのジャーナルにおいて，

artificial materials do not induce swallowing at all, a few percentage of the weight that could not be collected would remain in the oral cavity. Therefore, the main causes of weight loss observed when usingdue to natural test foods are difficulty in retainingstoring water inside foods and swallowing during stage II transport. It is difficult to control the amount of water present ininside the food becausedue ofto the characteristicscharacteristic of natural foods, regardless of whether it is dry or wet in weight measurement. Considering the difference in recovery rate of several tens of percent, the weight comparison of natural foods before and after mastication is likely to be poorly reproducible. However, the wet condition is more advantageous in the image analysis than the dry conditionone because it reflects the original size of the particles. AdditionallyIn addition, inin studies where the in the study in which subjects werewas instructed to chew until just before swallowing and, intermediate swallowing was not permitted, it was but it wasis considered difficult to completely control the process of mastication in individuals it. Likewise, Tanaka et al. reported that there was no

図4 英文校正 English Proofreading）後の原稿の1例．担当者からのコメントもすべて確認し，適宜修正する必要がある．ほとんどの場合，英文校正の通りで問題ないが，ときに誤って解釈されていることがあるため，念入りにチェックすることを怠ってはならない

論文投稿画面でも質問される（☞ Guide 3.4）．

4．Acknowledgement（謝辞）

「2．Authorship（著者資格）」の項であげた著者の条件にあてはまらない場合，貢献者としてその名前を Acknowledgements（謝辞）に記載する．その他，一部データの提供，解析の補助，論文を作成するうえで有益な意見を出してくれた人や投稿前に論文を査読してくれた人なども Acknowledgement に相当する．さらに，その研究に関する研究費の情報も Acknowledgement に記載することが多い．

一方で，公的機関から一切の研究費の補助を受け

ていない場合にはその旨記載する（例：This research received no specific grant from any funding agency in the public, commercial, or not-for-profit sectors.）

5．Author Contribution（著者貢献）

一般的に，著者は6名以内とされることが多く，それ以上著者資格を有する場合には論文内（または，論文投稿画面上）でそれぞれの著者の役割を明記する必要がある．

一方，著者が何名であっても，Author contribution（著者貢献）の記載を必須としているジャーナルが近年増えてきているように感じている．明記する内容は，「2．Authorship（著者資格）」に合致すれば全く問題ないため，ここの表記を参考にしてもらえれば良い．または，その論文に特化したことで貢献している場合，その内容を記載してもらっても構わない．

6．Fund（資金）

その研究が何らかの資金提供を受けて実施された場合，Acknowledgement に記載する場合もあれば，別途 Fund（資金）という項目を立てて説明する場合もある．そのときは，資金提供を受けた団体名や登録した研究番号を明記する必要がある．

English Proofreading（英文校正）のススメ

最後に，科学英語に精通したネイティブスピーカーに最終原稿の英文校正（English Proofreading）を受けることを忘れてはならない．われわれは英語を母国語としていないため，文法や表現の微妙な差によりこちらの意図が正しく伝わらないことがある．筆者の海外留学中の上司でさえも，科学英語論文を投稿する前には毎回，英文校正を受けており，さらに共著者にネイティブスピーカーがいる場合はその共著者に原稿をチェックしてもらっていた．英語圏で仕事をしている人でさえ，論文投稿前に英文

英文校正の担当者からのコメント．コメントを参考に，必要な修正があれば行う

A Author
It is advisable to be specific when using percentages.

A Author
Please confirm if this is your meaning.

校正を受けているのである（つまり，英語を母国語とせず，かつ英語圏で仕事をしていないわれわれが英文校正を受けない理由はない，ということである）．

英文校正では主に，単純なスペルミス，英語の冠詞の修正，可算名詞と不可算名詞の訂正，時制の統一など文法の誤りを訂正してもらえる．中にはジャーナルの投稿規定を確認したうえで，投稿規定と合致していないところを指摘してくれる場合もある．また，英文校正担当者がコメントを挿入してくれている箇所もあるので，そのコメントをすべて確認するようにしてもらいたい（図4）．ときに重要な指摘をしてくれていることもあるからである．

ただし，論文の内容自体は当然ながらチェックしてはもらえない．よって，英文校正を依頼する時点で，論文の内容に関しては科学的に納得のいく状態にしておくことをお勧めする．なぜなら，英文校正後に論文の内容を修正した場合，再度英文を確認する必要があるためである．

さらに多くの場合，こちらから依頼すれば英文校正の証明書（Certificate）を受け取ることができるため（図5），できるだけ Certificate は受け取っておいたほうが良い．論文の査読が行われた際に，ときどき「English revision is needed」などとコメントされることがあるが，そのような場合の対策として用いることができるためである．

図5 英文校正の証明書（Certificate）の1例[3]．この書類を提出することは必須ではないが，査読者より英文校正を受けたか質問（または英文校正を受けるよう指示）されたときには，提出できるように英文校正終了後に証明書の発行を依頼しておいたほうが良い

まとめ

☐ ターゲットジャーナルの投稿規定に沿った体裁を整えること

☐ Cover letter を通して，その研究の意義をしっかりアピールすること

☐ 全著者が Authorship の条件を満たしているかどうか確認し，事前に承認を得ること

☐ Acknowledgement, Conflict of interest の記入を怠らないこと

☐ English Proofreading を受けてから論文を投稿すること（身近に原稿をチェックしてくれるネイティブスピーカーがいる場合はその限りではない）

文献

1) Sugimoto H, Tanaka Y, Kodama N, Minagi S. Effects of food particle loss on the evaluation of masticatory ability using image analysis. J Prosthodont Res. 2022；66（3）：484-490.
2) Defining the Role of Authors and Contributors. International Committee of Medical Journal Editors (ICMJE). (http://www.icmje.org/recommendations/browse/roles-and-responsibilities/defining-the-role-of-authors-and-contributors.html)（2021年8月14日アクセス）
3) Kitagawa K, Kodama N, Manda Y, Mori K, Furutera H, Minagi S. Effect of masseter muscle activity during wakefulness and sleep on tooth wear. J Prosthodont Res. 2022；66（4）：551-556.

4 科学英語論文を投稿してみよう！

兒玉直紀，北川佳祐

本節では「科学英語論文を投稿してみよう！」と題して，科学英語論文を海外ジャーナルに投稿する手順および注意点について実例を交えて解説したい．

論文を投稿するために最初に行うこと

どんなジャーナルであれ，最初に投稿画面にアクセスする時点で投稿サイトにおけるアカウント設定（著者登録）が必要である．そこでは，名前，称号，連絡先（e-mail），学位（例：Ph.D. や D.D.S.），（ときに）所属を入力することが要求される．称号は学位取得者であれば Dr. を，学位未取得者であれば Mr. や Ms. を選択することが通例である．

今回は，『Journal of Prosthodontic Research』に掲載された当講座の論文「Effect of masseter muscle activity during wakefulness and sleep on tooth wear[1]」の実際の投稿の様子をもとに解説したい．

実際の投稿の手順

1. 投稿論文の種類の選択（Article Type Selection）

たいていどこのジャーナルであっても，新規に投稿する際には「New Submissions（新しい投稿開始）」を選択するところから始まる．次に，多くのジャーナルにおいて，投稿する論文の種類を選択する．図1に示すように，論文の種類（Original article, Review article, Case report など）の中から選択する．最も多いのは，原著論文（Original article）であると想像する．今回投稿した原稿も原著論文であったため，「Original article」を選択した．

2. ファイルのアップロード（Attach Files）

次に，各種ファイルをアップロードする作業を行う．今回の場合，Cover Letter, Title, Title（without author's names or affiliation (s)）, Manuscript, Blinded manuscript（no author details）を必ずアップロードすることが要求されていた．Conflict of interest disclosure statement（利益相反申告書），Copyright transfer agreement（著作権譲渡同意書）などを要求されることもあるが，必要な書式については各ジャーナルの投稿規定を参考にしてほしい．また，報告ガイドライン（☞ Guide3.1）などの Supplementary file（補足的文書）も必要に応じて，ここでアップロードする．

ファイルのアップロードには，「Browse」のボタンをクリックしてファイルを選択する方法と，「Drag & Drop」でファイルをドラッグしてここに移動させる方法の2種類がある（図2）．もし，「Browse」ボタンでファイルを1つずつ選択する場合，筆者は事前に原稿に関するすべてのファイルを1つのフォルダにまとめ，そのフォルダ内のファイ

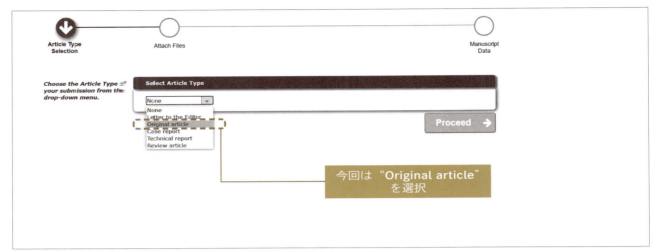

図1 論文の種類の選択．原著論文であれば，「Original article」を選択する

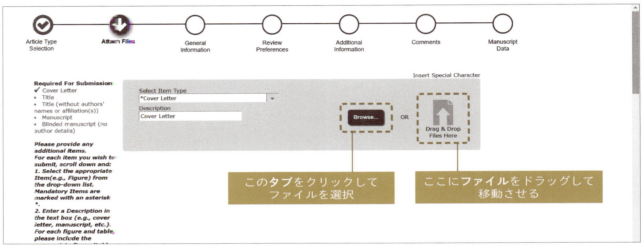

図2 ファイルのアップロード．原稿一式をアップロードするときには，「Browse」のボタンをクリックしてファイルを選択する．もしくは「Drag & Drop」でファイルをドラッグしてここに移動させるとアップロードできる

ルをすべてアップロードするようにしている．そうすることでファイルの未アップロードを防ぐ．

論文に図が含まれている場合には，しかるべきファイル形式のFigureやTableもアップロードする．すべてのファイルをアップロードしたときに，もしファイルの順番を変更したい場合には，「Update File Order」（ファイルの順番の変更）を選択して左端の数字を変更すれば，ファイルの順番を変更することが可能である（図3）．

3. General Information（論文情報の入力）

おそらくこれは出版社側の都合もあるが（筆者らの知る限りでは，投稿された科学英語論文の大分類をもとに，しかるべきAssociate editorに論文のハンドリングやReviewerに査読を依頼する際の参考にする目的も兼ねている），論文の主要なテーマを選択する（図4）．もしここで投稿した原稿のカテゴリーを選択できないような事態があれば，そのときはきっと投稿先としてふさわしくない可能性がある．今回は，大分類の中で関連がありそうな「Oral Physiology（口腔生理学）」を選択した．

4. Reviewer Preference（査読者の推薦）

後のRevise（リバイス，論文の改訂作業．

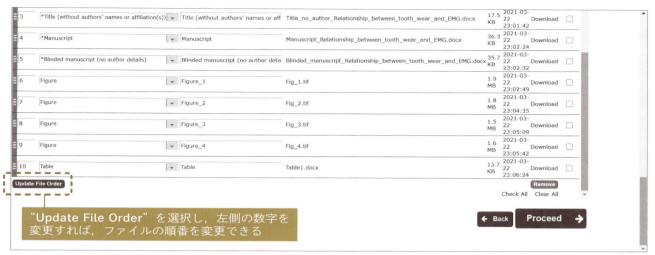

図3 ファイルの並び替え．すべてファイルをアップロードした後にファイルの順番を変更することが可能である

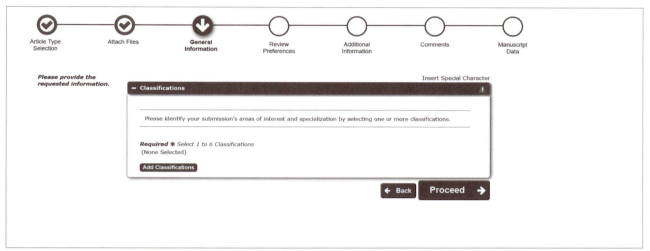

図4 論文情報の入力．ここでは投稿した科学英語論文の分類（カテゴリー）を選択することが多い

Guide3.5）を行ううえで，ここは非常に大事なところである．たいてい，「Suggest Reviewers（推薦査読者）」と「Oppose Reviewers（査読者の拒否，Unsuggested Reviewers と表現される場合もあり）」の2種類がある．

「Suggest Reviewers（推薦査読者）」には，論文の主要な研究テーマに関する知識や経験が十分に備わっている査読者を選ぶことが通例である．「Oppose Reviewers（査読者の拒否）」には，その研究や著者（著者の研究グループ含む）に対して否定的な見方をしている人を選ぶが，筆者らはほとんどの場合，「Suggest Reviewers（推薦査読者）」のみ登録している（図5）．査読者の選択において望ましいのはその論文を客観的に評価できる人であり，好意的な意見に偏る人，個人的に親しい人，その論文に対して利益相反がある人は避けるべきである．査読者の選択に慣れていない若手研究者・臨床家であれば，参考文献の論文の著者を選択してみてはどうか．筆者ら自身，科学英語論文の投稿作業に慣れていない頃はよく参考文献の著者の中から Suggest Reviewers を選んでいた．

Suggest Reviewers（Oppose Reviewers）を登録する場合，その査読者の氏名，メールアドレスを入力することが必須である．また，そのときに（任意ではあるが）理由も示したほうが良い．これは単に著者にとって都合の良い査読者ではなく，客観的か

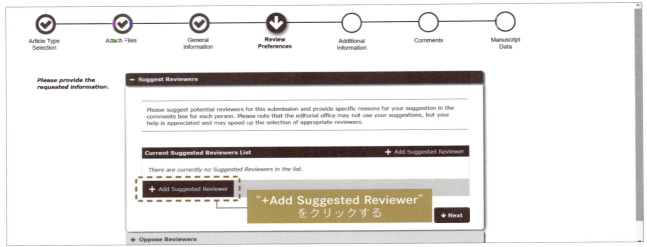

図5 査読者の推薦．推薦査読者を追加したい場合には「+Add Suggested Reviewer（推薦査読者の追加）」をクリックすると追加できる．一方で，「Oppose Reviewers（査読者の拒否）」に情報を入力することも可能である

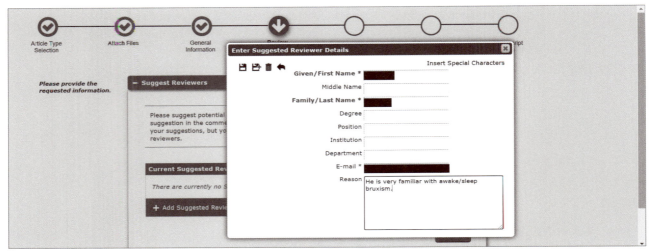

図6 査読者の推薦．推薦査読者の氏名．メールアドレスを入力することが必須であり，（任意であるが）理由も示したほうが良い

つ適切に評価してくれる査読者であることを示している．今回，この論文の主要な研究テーマが「覚醒時／睡眠時ブラキシズムが歯の咬耗に与える影響」であったことから，「覚醒時／睡眠時ブラキシズムにとても精通している」と記した（図6）．理由の例文として他には，「He（She）is a specialist of …（彼／彼女は…の専門家である）」や「He（She）has been engaged in … for many years（彼／彼女は…に長期間従事している）」も使える．

最終的に，今回は3名のSuggest Reviewersを選択した．多くの場合，誰がReviewerであるか著者には伏せられるため，今回も実際には誰が査読を担当してくれたかは不明である．しかし，筆者の今までの経験では，査読者を推薦したときのほうが後のRevise作業がスムーズに行えたと記憶しており，少なからずこちらの希望は採用されているのではないかと感じている．

5. Additional Information（追加情報の入力）

今回は同ジャーナルの母体となる公益社団法人日本補綴歯科学会の会員かどうか尋ねられている．筆頭著者またはCorresponding author（連絡著者．☞Guide3.3）が会員であれば論文が掲載されるとき

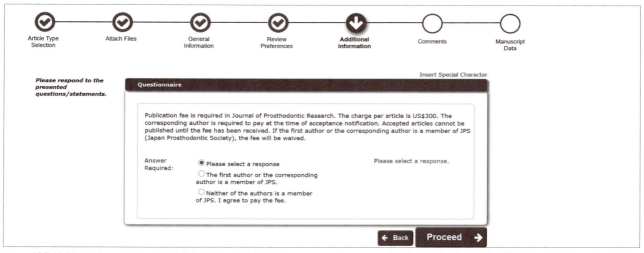

図7 追加情報の入力．今回は，筆頭著者または連絡著者（Corresponding author）がJPS（日本補綴歯科学会）の会員であるかどうかを入力するようになっている

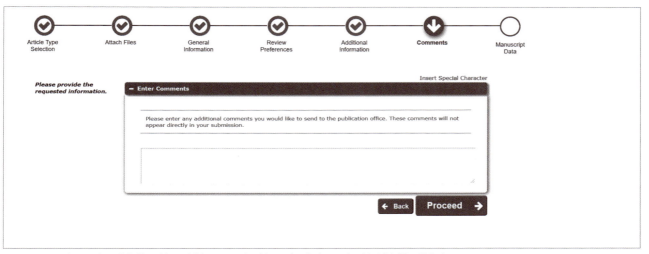

図8 コメントの入力．出版社に対して追加コメントがあれば入力する．なければ空欄で構わない

に費用が発生しないが，いずれも非会員であれば高額の論文掲載料（$300／ページ）が発生するということが記されている（図7）．

6．Comment（コメント）

特に出版社側にコメントがあれば記入すれば良いし，何もなければ空欄で良い．ジャーナルによってはすべての項目に対して投稿者から何らかのコメントを要求する場合もあれば，空欄で良い場合もある（図8）．

7．Manuscript Data （論文データの確認・入力）

原稿ファイルには当然記入されている事項ばかりであるが，投稿画面上でTitle，Abstract，Keywords，Authorsの情報を改めて入力することがほとんどである．原則，Authors以外の項目はコピーペーストで解決するが，記号などは文字化けしやすいため注意を要する．さらに，Keywordsに関しては，記載の仕方で正しく認識されないことがあるので併せて気をつけてほしい（例：Keywordsの区切りを「，」にするか「；」にするかでKeywordsの数のカウントが異なる）．

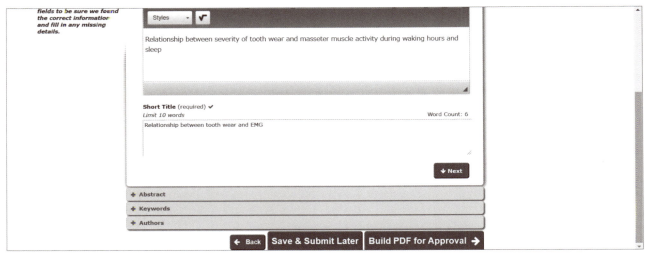

図9 投稿画面の最後のページ．一通り情報入力が終了したら，「Build PDF for Approval（承認のための PDF 作成）」をクリックできるようになる

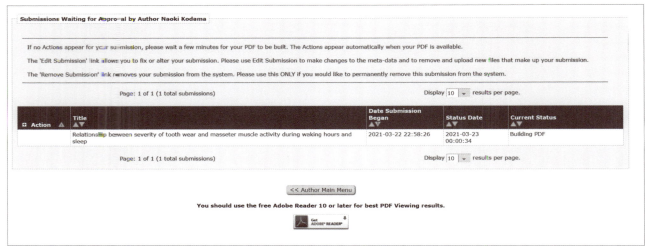

図10 クリックすると，アップロードされたファイルや入力した情報が PDF に変換される

投稿前の最終チェック

すべての情報入力およびファイルのアップロードが終了したら，投稿準備は原則終了である．この後，図9 にあるように投稿論文一式を1つの pdf ファイルにまとめられる（Build PDF for Approval, 承認のための PDF 作成という作業．図10）．なお，お気づきの読者もいるかもしれないが，図9 に表示されている論文のタイトルと実際に掲載された論文のタイトルが異なっている．これは再投稿の段階でタイトルを変更したためである．

最終投稿前に連絡著者（Corresponding author）は PDF ファイル（"View Submission（投稿原稿の確認）"により表示される原稿に関するファイル一式）を一通り見直すことを要求される．もし不備があれば，「Edit Submission（投稿原稿の編集）」を選択して，修正が必要な該当箇所に立ち戻りファイルや入力情報の修正を行う．そのうえですべての内容を確認したら，「Approve Submission（投稿原稿の承認）」を選択する．すると，これで本当に投稿を承認して良いか（"Are you sure you want to approve this submission?"）というメッセージが表示されるので，OK であれば承認するとその時点で投稿作業は終了となる．また，投稿後は該当論文のス

テータス（進行状況）が，Manuscript Submitted（論文投稿中）と表示される．この後は編集者に原稿が回され，不備がなければ査読者による査読が開始される．一方，不備があれば Editorial Office から差し戻しになることがある．

文献
1) Kitagawa K, Kodama N, Manda Y, Mori K, Furutera H, Minagi S. Effect of masseter muscle activity during wakefulness and sleep on tooth wear. J Prosthodont Res. 2022；66（4）：551-556.

まとめ

- □論文ファイルの内容と投稿画面に入力した内容に相違がないようにすること
- □Reviewer は後の Revise 作業に多大なる影響を与えるため，Reviewer の選択は慎重に行うこと
- □最終投稿前に必ず PDF ファイルをチェックして間違いがないことを確認すること

5 科学英語論文投稿 その後

髙El陽介，兒玉直紀

本節は「科学英語論文投稿その後」と題して，科学英語論文を投稿した後の一連の流れや実際に著者が行う作業について解説したい．

第一の関門：レビュー or リジェクト

論文を投稿してほっと一息つくのも束の間，すぐに事務局とのやり取りが始まる．今回はフローチャート（図1）をもとに，論文投稿後の流れとやり取りについて，実際に投稿した査読付き論文の例を交えながら追いかけてみよう．

論文の投稿が終わると，事務局より今後の流れが記載された連絡が届く（図1）．今回筆者が投稿した『Journal of Oral Rehabilitation（以下，JOR誌）』での例を紹介すると，投稿された論文はまず編集長による審査を受ける．そこで投稿された論文がジャーナルの目的と範囲に関連する内容か，外部の査読者にレビューされる価値があるかが評価される．

審査の結果，ジャーナルに関連する内容であり，かつ投稿規定を満たしている場合は，**レビュー（外部査読）**へと送られる．一方で関連する内容だが投稿規定を満たしていない場合は，**修正を求められ再投稿**となる．もしもこの段階でジャーナルの目的や分野にそぐわないと判断された場合は**リジェクト（却下）**となる．そのため投稿前に各ジャーナルの**投稿規定（Author Guidelines）**にしっかりと目を通し，投稿する論文がジャーナルの目的と範囲，求められた書式に対応できているかを確認しておこう．残念ながらリジェクトとなってしまった場合でも，しっかりとその理由を考察して他のジャーナルに投稿する際に活かすことができれば，無駄な経験にはならないだろう．

レビューに要する期間はまちまち

投稿からレビューの結果が出るまでの期間は決まっておらず，投稿ジャーナルや査読者の数によっても変化するだろう．また，レビューの進行状況についてジャーナルから逐一連絡があるということは

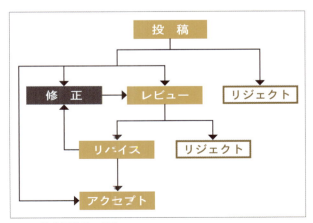

図1 論文投稿後の流れ

少ないと思われる．進行状況を確認したい場合は，論文投稿サイトにログインすることである程度確認できることが多いため，必要に応じて利用してほしい．

第二の関門：
リバイス or リジェクト

レビューでは，その分野に精通した外部査読者が投稿論文を評価する．JOR 誌では 2 名の外部査読者によるレビューが行われ，それぞれから異なる質問や修正指示を受けることとなる．レビューの結果出される結論は以下の 4 つである．

・アクセプト
・リバイス：マイナーな変更でアクセプト
・リバイス：大幅な変更後に再度レビュー
・リジェクト

この段階でアクセプト（採用）となれば御の字だが，事はそううまく運ばない．多くのケースでリバイス（修正）という形で返事が返ってくるのではないだろうか．リバイスの中でも，マイナーな変更でアクセプトされるケースを Minor revision，追加実験などを含んだ大幅な変更が必要なケースを Major revision と呼ぶ．

リバイスが論文投稿の
正念場

リバイスであれば査読者と編集者を納得させる修正を行うことで論文がアクセプトされる可能性があるわけだが，ここからが論文投稿の本番であるといっても過言ではない．査読者からは Abstract, Introduction, Materials & methods, Results, Discussion, Conclusion の項目ごと（項目は投稿誌により異なる）に，論文の内容について一問一答形式での回答を求められる．質問の内容は論文によって異なるため一概には言えないが，図 2 によくみられる質問を記載しておく．

ここでの質問は論文の内容や価値を高めるうえで有益なことも多く，自分の研究を多角的に眺めるよい機会となるだろう．

ここで最も大切なのは，査読者の質問の意図を理解することだと考えている．たとえば「What」で聞かれている質問に対して「How」で回答すれば，コメントの内容を理解していない印象を与えるだろう．また，説明や証明が困難な場合は Limitation として研究の限界に加えることもある．論文の論理構造に関わる質問をされたり，追加実験を求められたりすることもあるが，論文を磨き上げるための建設的な議論と捉えて対応することが望まれる．

ときには回答に困る質問をされることもあるが，無理矢理な論理展開や手先の巧妙さで乗り越えることはお勧めできない．国籍や文化は違えど（査読者の詳細は通常不明だが）世界共通のマナーがあり，

・研究の背景となるエビデンスを示してください

・話が大きく広がりすぎないよう，研究の対象（ヒト，疾患，etc）を明確にしてください

・記載した数値が，何を意味するかを明確にしてください（標準偏差，四分位偏差，etc）

・p 値を記載してください

・グラフに単位，ラベルを記載してください

図 2　よくみられる質問

紳士的かつ真摯な対応が求められる．どうしても回答が難しい，もしくは質問内容が論文とそぐわない場合は正直にその旨を記載するが，その際も査読者に不快感を与えない文章表現を選ぶことが望ましい．丁寧に自分の見解を記し，なぜ回答できないのかを伝えるようにしよう．

査読者のコメントに誤りがあると思われる場合は，反論して構わない．しかしその場合には，コメントを却下するための十分な根拠が必要となるだろう．

補足だが，投稿期限が迫ると，事務局より催促の連絡を受けることがある．期限内での返答が難しい場合は期限の延長を求めることができるケースがあるので，必要に応じて利用しよう．最終目的はあくまで質の高い研究論文を発表することである．

筆者らはリバイスに際して，質問に対して一問一答で回答する文書ファイルを論文とは別に作成している．また，JOR誌では論文の修正箇所は確認しやすくするよう指示があるため，該当部位を黄色く明示しておく．Figureの修正を求められている場合は，別途画像ファイルの準備が必要となる．修正箇所が多い場合は英文校正や剽窃チェックを要する場合もあるため，その時間を逆算して準備を進めたい．必要な文書が揃えば，事務局より指定された方法で再提出の手続きを行う．

論文投稿の手続きに際して不明な点があれば，事務局や出版社の質問窓口で相談すると良いだろう．実際，今回紹介した論文の投稿中に，オンライン投稿・査読システムがScholarOne ManuscriptからWiley Authorsへと移行し手続きに不明な点が生じたため，事務局に問い合わせることがあった．

再提出後は再び事務局でのチェックを受け，査読者へとデータが送信されることとなる．2回目のリバイスといえど油断は禁物で，Major revisionや再実験を求められることもある．繰り返しになるが，質の高い研究論文を発表するために根気強く向き合っていこう．

アクセプト後のやり取り

ここまでの長い道のりを経て，ようやくアクセプト！となった後も，もう少し出版までの手続きが残っている．作成したテキストファイルと画像ファイルのデータは，編集部によって出版に向けてレイアウトされる．文章とFigureが仮レイアウトされたものを出版社から受け取ると，最終的な校正作業を行う．近年はオンラインの校正システムが導入されており，ブラウザ上の作業のみ行うこともある．また，COIに加えて論文の最後にAuthor Contributions（著者貢献），つまり論文においてどの著者がどの作業を担当したかを記載するように求められることが多い．さらに，歯科医学に限らず多くの分野で世界的なデータのオープン・シェア化，ビッグデータ化が進んでおり，最近では研究データの公開・非公開（Data Availability Statement）についても選択できるようになっている．ジャーナルによってそのポリシーは異なるが，今回例にあげたJOR誌では，データの公開が「期待される（Expected）」と記載されている．

これらの過程を経て，ようやく投稿論文が日の目を見ることとなるのである（図3）．

オープンアクセス化の拡大

インターネットをはじめとするICTの発展に伴いオンラインによる情報流通が主流となっていること，ジャーナルの購読料高騰などを理由に，近年では世界規模で論文のオープンアクセス化が進んでいる．こうした中，たとえば科研費のように公的な研究資金による研究成果は誰でも閲覧可能にすべきとの観点から，公的な研究助成を行うファンディング・エージェンシーの多くが，助成した研究成果について，オープンアクセスを義務化・推奨している．金銭的な負担が生じる場合がある一方で研究成果の情報発信力強化へと繋がるため，メリットとデメリットを理解したうえで活用するようにしたい．

図3 レイアウトされた論文．日頃の研究活動が形となった，まさに努力の結晶である（Kitagawaら，2022[1]）

オープンアクセス化の方法

オープンアクセスには2つの方法があり，1つはオープンアクセスに対応しているジャーナルに投稿することである．オープンアクセス対応のジャーナルは，著者が掲載料を支払う必要があるものと必要がないものに分類される．また，購読料の支払いが必要となる従来型のジャーナルにおいても，著者が掲載料を負担することで速やかにオープンアクセス化を実現することが可能なものもある．

もう1つの方法は，機関リポジトリなどを使用することである．近年の世界的な論文のオープンアクセス化の流れを受けて，論文の掲載から一定期間（たとえば6カ月）を経過すれば，掲載された論文の最終原稿版を研究者や関係する機関リポジトリで公開することや，研究者自らが開設するWebサイトで公開すること（セルフアーカイブ）を認める出版社などが増えつつある．これにより，出版社などが設定する一定の条件下で論文のオープンアクセス化を実現することが可能になっている．

文献

1）Kitagawa K, Kodama N, Manda Y, Mori K, Furutera H, Minagi S. Effect of masseter muscle activity during wakefulness and sleep on tooth wear. J Prosthodont Res. 2022；66（4）：551-556.

まとめ

- □ リバイスは論文投稿の正念場．ここからが論文投稿の本番と考えて臨むこと
- □ 質問の内容をしっかり理解しよう．論文を磨き上げる建設的な議論の場と捉えて適切に回答すること
- □ 国境を越えてもマナーは大切．Reviewerには失礼のない対応を行うこと
- □ データ，論文のオープン化が拡大している．オープンアクセスをうまく利用することで自身の成果を世に広めよう

6 Reviewerの心得

兒玉直紀

　前節は「科学英語論文投稿その後」と題して，科学英語論文を投稿した後の一連の流れや実際に著者が行う作業について解説した．本節は「Reviewerの心得」と題して，自身がReviewerに選ばれたときの注意点について解説したい．

Reviewerの依頼は突然に

　ある程度自身が携わった研究の成果が科学英語論文として掲載されるようになった頃に，突如Reviewer Invitation（査読打診）と呼ばれるメールが送られてくることがある（図1）．査読依頼である．Reviewer Invitationが送られてくるということは，①どこかの著者からSuggest Reviewer（推薦査読者．☞Guide3.4）に指定された，②そのジャーナルに科学英語論文をよく投稿している，③関連分野ですでにいくつか業績があり，編集者の目に留まった，場合のいずれかである．よって，科学英語論文を一切投稿したことがない人に急に送られてくる可能性は限りなく低いと考えて良い．上記理由から考えると，Reviewer Invitationが送られてくるということは実に名誉なことである．

　ありがたいことに，筆者は数年前より『Journal of Prosthodontic Research』のEditorial Board Member（編集委員）として同雑誌に投稿された科学英語論文の査読を数多く行う機会を与えられている．そこ

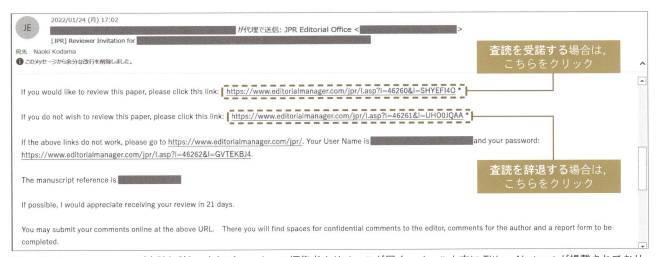

図1　Reviewer Invitation（査読打診）．突如ジャーナルの編集者よりEメールが届く．メール上方にTitle，Abstractが掲載されており，途中に査読の受諾，辞退の意思表示を行うところがある

— 79 —

で今回は，『Journal of Prosthodontic Research』から受けた査読依頼を例に，実際に査読を担当するときの一連の流れについて解説したい．ただし，投稿された論文の内容について守秘義務があるため，具体的な内容はすべてブラインドにすることをご了解いただきたい．

査読の手順

1. 査読受諾（Accept to review）または辞退（Decline to review）の判断

当然ながらメールは該当ジャーナルのEditorial Office（編集部）からであり，本文中には査読依頼されている科学英語論文のTitleとAbstractが記載されている．著者の記載はそのジャーナルによって異なる．たいていは記載されているが，著者名を伏せたうえで査読を行う場合は記載されていない．そして文中には，論文の査読受諾または辞退を選択する箇所がある（図1）．

Title, Abstractを読んで，自身が専門とする分野や精通している分野の内容であれば査読を受諾すれば良いし，専門外である場合や自身と利害関係が発生する場合には辞退したほうが良い．しかし，第三者の科学英語論文を公平に査読することも科学者として重要な経験であるため，筆者はよほど時間がない場合を除き，できるだけ査読を受諾するようにしている．

そして，査読を受諾した後，Reviewerとしてログインした画面の「Pending Assignments（保留）」をクリックすると（図2），すでに該当論文が加えられている．次に，「Action Links（アクションリンク）」をクリックすると（図3），投稿原稿についての作業を確認できる．さらに，「View Submission（投稿原稿の表示）」というボタンをクリックすると投稿履歴が表示されるので（図4），「Original Submission（最初の投稿）」をクリックして投稿論文をPDF形式でダウンロードすることが可能である（図5）．

2. Reviewerの心得とは

Reviewer（査読者）には大きく分けて2つの役割がある．つまり，①著者にとってのアドバイザー，②編集部にとってのレフェリーである．まずReviewerには未完成な科学英語論文をより良いものにするためのアドバイザーとしての役割がある．査読を通してその論文が少しでも改善されるように著者にアドバイスする．なぜなら，仮に「Reject（却下）」と判定された場合でも，次に別のジャーナル

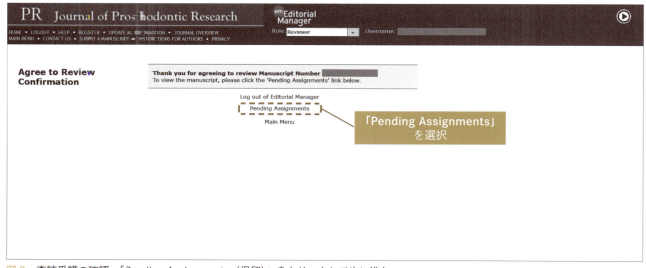

図2　査読受諾の確認．「Pending Assignments（保留）」をクリックして次に進む

に投稿するときに査読結果が役に立つからである．またReviewerはレフェリーとして，その論文のジャーナルへの掲載の是非について編集部が適切な裁定を下せるよう助言する役割も担っている．よって，Reviewerは私情を挟まず，論文掲載の可否について慎重に判定しなければならない．

多くのジャーナルにおいて査読は匿名で行われ，またReviewerには投稿論文を一方的に評価する権限を与えられている．いわばReviewerは著者に対して圧倒的に有利な立場である．だからこそReviewerはいつも著者に対して最大限の敬意を払わなければならない．さらに，相手（著者）の立場になり，不適切な（攻撃的かつ非建設的な）コメントは避けるべきである．著者がReviewerにより評価

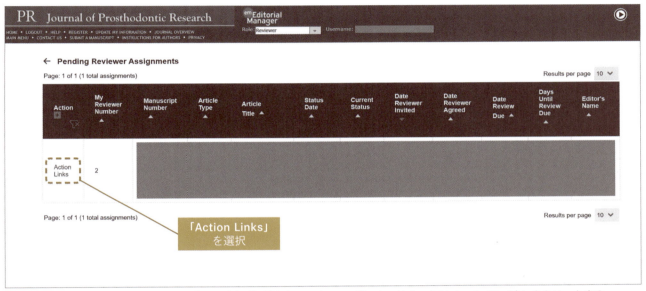

図3　査読者の保留状況の確認．査読受諾した論文が掲載されているので，「Action Links（アクションリンク）」をクリックする

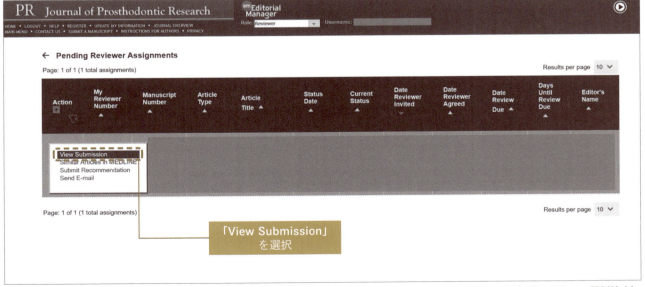

図4　投稿原稿の確認．「View Submission（投稿原稿の表示）」をクリックする．「Similar Articles in MEDLINE（MEDLINEでの類似論文）」では，特定の原稿に類似する論文を表示することができる

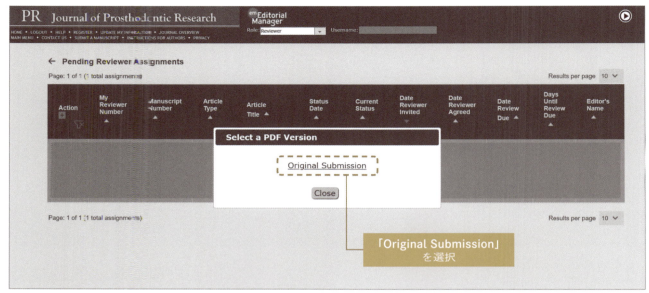

図5 投稿原稿のダウンロード．「Original Submission（最初の投稿）」をクリックすると投稿論文のPDFを確認，ダウンロードすることができる

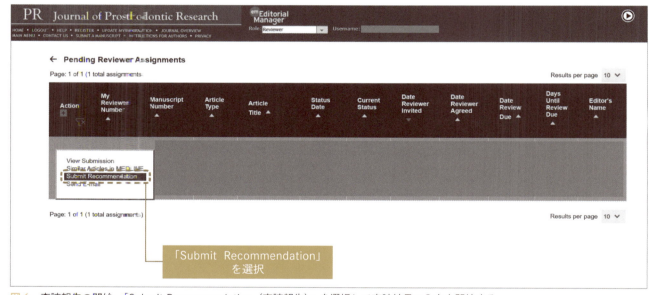

図6 査読報告の開始．「Submit Recommendation（査読報告）」を選択して査読結果の入力を開始する

されているように，Reviewerもまた編集部から審査されている．不誠実な査読を行っていると，二度と査読依頼が届かなくなることもあるのでその旨心に留めて査読に従事していただきたい．

3. 査読結果（Recommendation）

一通り査読が終われば，自身の査読結果を入力するようになる．たいていのジャーナルにおいて，「Submit Recommendation（査読報告）」から登録画面に移動できる（図6）．その画面の一番上にはReviewerとしての判断を入力する箇所がある．一般的に，「Accept（採択）」，「Minor Revision（わずかな修正）」，「Major Revision（大幅な修正）」，「Reject（却下）」から選ぶことがほとんどであるが，「Revise with English editing（英文校正を伴う修正）」として英語の校正を指示できることもある．Reviewer

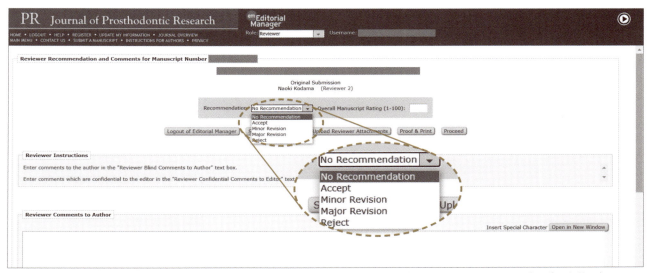

図7 査読報告画面.「Recommendation（査読結果）」をクリックして，Accept（採択），Minor Revision（わずかな修正），Major Revision（大幅な修正），Reject（却下），の中から適切と考えられるものを1つ選択する

はこの中から最も適した内容を選択する必要がある（図7）.

　また，一方的に判定のみ入力しても著者や編集者は納得しないため，その理由を記載する必要がある．たいていの査読投稿画面において，「Reviewer Comments to Author（著者への査読者からのコメント）」と「Reviewer Confidential Comments to Editor（著者には見せない，編集者への査読者からのコメント）」の2種類の画面がある．

　「Reviewer Comments to Author」では，決まった形式はないものの，たいてい「General comment（全体的なコメント）」と「Specific comment（具体的なコメント）」で構成される．つまり，はじめにGeneral commentでは，率直な感想を述べつつ，論文全体を通しての意見を記入する．また，そのときにくれぐれも査読者がAccept，Rejectと記入しないようにしていただきたい．この場ではあくまで一査読者としての意見を述べるだけであり，最終判断はEditor-in-chief（編集長）が行うからである．次に，Specific commentとして，気になった箇所について要点ごとにコメントを記入する．Specific commentの中で，「Major comment（重要度が高いコメント）」と「Minor comment（重要度が低いコメント）」を分けている査読者もいれば，併せてコメントする査読者もいる．また，そのときに著者が理解しやすいように，どのページ（行）の内容かわかるように記載してあげてほしい．そのためにも，投稿論文にはページ番号，行番号を付与することが重要である（☞Guide3.3）．

　「Reviewer Confidential Comment to Editor」では，一査読者としての率直な意見を述べることが多い．前述のReviewer Comment to Author欄とは異なり，空欄でも構わない．しかし，Editorが判断しやすいように正直にコメントしたほうが良いと個人的には考える．

　これら一連の作業が終了したら，「Proceed（進む）」をクリックすると次の画面に進むことができる（図8）．一方，いったん保存したい場合には，「Save & Submit Later（保存して後ほど投稿）」をクリックしておけば，再度その状態から査読コメントを追加することができる．次の画面では，再度査読コメントをチェックできる（図9）．そのときに不備があれば再度編集可能である．確認して不備がなければ，「Submit Review to Editorial Office（編

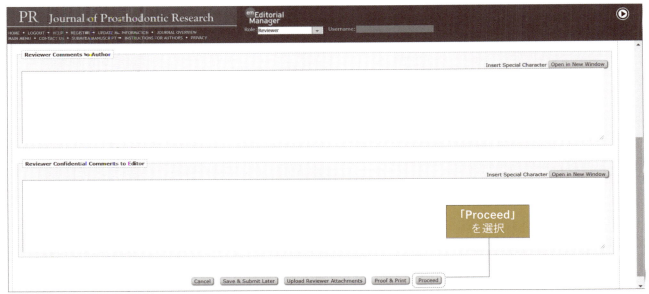

図8 コメントの入力．著者へのコメント，編集者へのコメントを入力したら，「Proceed（進む）」をクリックする．いったん保存したい場合には，『Save & Submit Later（保存して後ほど投稿）』をクリックする

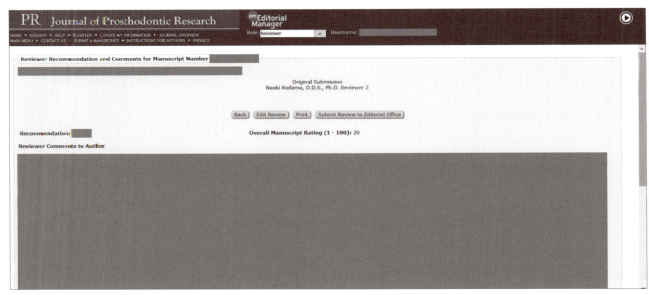

図9 査読コメントの確認．査読に関するコメントを再度確認する

集部への査読投稿)」をクリックする．すると，「Your Recommendation Term is（あなたの査読結果は）」と尋ねられ，ここで最終確認を行う（図10）．最終確認を行った後にコメントを修正する必要がなければ，「Submit to Editorial Office（編集部への投稿)」をクリックして査読が終了となる．

査読が終了すると，それは Pending Assignment が適切に処理されていることを意味しており，もともとの Pending Assignment が Completed Assignment（完了）に移動する（図11）．そして，Completed Assignment の件数は今までReviewerとして携わった件数が表記されている．さらに，査読が終了すると編集部より査読終了の御礼のメールが届く．

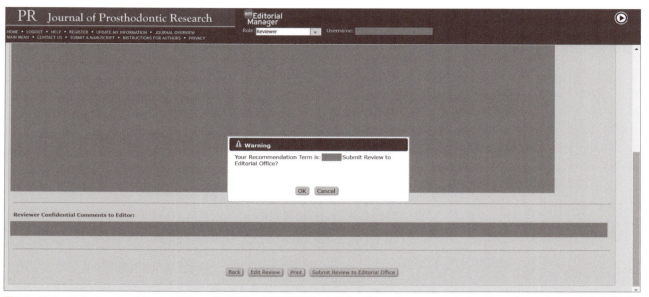

図10 Submit Review to Editorial Office（編集部への査読投稿）の直前．「Your Recommendation Term is（あなたの査読結果は）」と尋ねられており，間違いないかどうか確認する

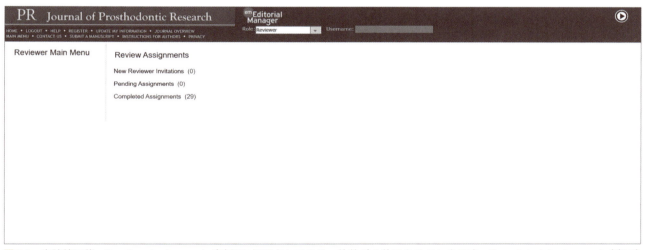

図11 査読終了後．Pending Assignment が適切に処理されており，件数が0件であることを示す．Completed Assignment（完了）には，今まで Reviewer として携わった件数が表記されている

まとめ

科学英語論文を Reviewer に指名されたときには，
- ☐ 自身の勉強にもなるため時間の許す限り受けるべき
- ☐ Reviewer は厳密かつ公平に論文の査読を行うこと
- ☐ くれぐれも非建設的で前向きではないコメントをしないことを忘れてはならない

さらに，
- ☐ 科学英語論文を読むことと書くことは相互に関連している．つまり，科学英語論文を繰り返し読むことで執筆が上達し，執筆作業を経験することで早く正確に読むことができる

ことを覚えておいてほしい．

総括：科学英語論文の読み方・書き方

兒玉直紀

科学英語論文を攻略するために…

　若手研究者ならびに臨床家を対象とした科学英語論文の読み方＆書き方について解説してきた．Guide2 で科学英語論文の読み方を，Guide3 では科学英語論文の書き方を，そして科学英語論文のReviewer としての心得を解説した．各節の関連性を図1に示す．

　若手研究者・臨床家の皆様が最初にできることは，やはり科学英語論文を読むことである．英語が苦手だから日本語論文から読み始めたい，と考える方もいるかもしれない．しかし，英語論文，日本語論文をそれぞれある程度読んでいくと，論文構成が似ているようで異なることに気づくのではないだろうか．だからこそ，あらかじめ科学英語論文の構成を把握したうえで論文抄読を積極的に行っていただきたい．そして，科学英語論文を読むためには，Clinical question の立案や正しい文献検索方法が必要である（☞Guide1.4）．さらに，Clinical question を立案するうえでは，自身が知りたい事項について最新の知見をシステマティックレビューなどで把握する必要があり，そのためには Review article に対して苦手意識をもたず精読できるようになる必要がある（☞Guide2.5）．

　そして，正しい科学英語論文の読み方は，後にそ

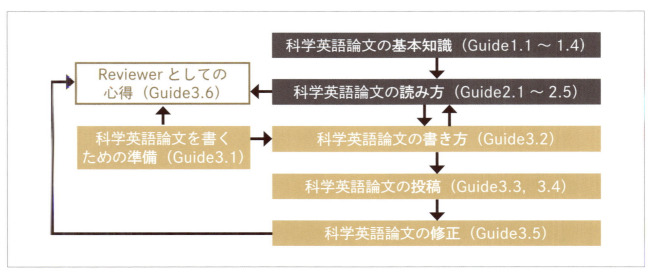

図1　科学英語論文の読み方，書き方，Reviewer としての役割の相関図．一見相反する3つの作業が，実は密接に関連している

の書き方にも繋がる．なぜなら，良質な科学英語論文に慣れていれば，自身が科学英語論文を執筆する際に参考になるからである（☞Guide3.2）．さらに，科学英語論文執筆に際してはしかるべき報告ガイドラインを事前に確認しておく必要があることは，すでにGuide3.1で解説した通りである．そして，一通り科学英語論文を執筆した後に，投稿前準備を行い（☞Guide3.3），実際にターゲットとしているジャーナルへ投稿することになる（☞Guide3.4）．さらに，科学英語論文を投稿した後には，Peer-reviewerと呼ばれる専門分野の査読者による査読ならびに論文修正を何度か経て，晴れて科学英語論文が採択されるわけである（☞Guide3.5）．しかし，多くのジャーナルにおけるRejection rate（リジェクト率．投稿論文数のうち掲載を断った論文数の割合）は80～90％に上るため，採択率はかなり低いと考えておいたほうが良い．

さらに，科学英語論文を読むこと，書くこととは関連がないように思うかもしれないが，専門分野で一定数以上の論文を発表できるようになると，ジャーナルの編集者から論文査読を依頼されることがある（☞Guide3.6）．科学英語論文を読むこと，書くことの延長上にReviewerとして論文を精読する機会があると考えてもらえれば良い．

若手にかぎらず研究者ならびに臨床家にとって，科学英語論文は十分なエビデンスを得るため，発信するために重要なツールである．研究者・臨床家にとって科学英語論文が必要であることは今さら言うに及ばない．よって，現在科学英語論文を読むこと，書くことが苦手な方も必要なことであると割り切って，常日頃から科学英語論文に慣れ親しんでいただきたい．そして，本書を通して科学英語論文が皆様にとって少しでも身近なものになれば幸いである．

（了）

編著者一覧

編著

兒玉直紀　KODAMA Naoki
岡山大学病院　歯科（補綴歯科部門）　講師

【略歴】

2002年　3月　岡山大学歯学部歯学科卒業
2008年　3月　岡山大学大学院医歯薬学総合研究科修了・歯学博士
　　　　　9月　公益社団法人日本補綴歯科学会専門医
　　　　10月　岡山大学大学院医歯薬学総合研究科　咬合・有床義歯補綴学分野　助教
2014年　1月　モントリオール大学歯学部　客員教授
2015年　4月　岡山大学病院　咬合・義歯補綴科　助教
2018年　9月　公益社団法人日本補綴歯科学会指導医
2020年　9月　岡山大学病院　咬合・義歯補綴科　講師
2021年　3月　岡山大学病院　歯科（補綴歯科部門）　講師

（現在に至る）

著

岩城麻衣子　IWAKI Maiko
東京科学大学大学院医歯総合研究科口腔デジタルプロセス学分野　准教授

川上滋央　KAWAKAMI Shigehisa
岡山みなみ歯科クリニック

前田直人　MAEDA Naoto
いろのみ歯科

田中祐貴　TANAKA Yuki
岡山大学学術研究院医歯薬学域咬合・有床義歯補綴学分野　助教

杉本　皓　SUGIMOTO Hikaru
岡山大学学術研究院医歯薬学域咬合・有床義歯補綴学分野　助教

北川信祐　KITAGAWA Keisuke
北川歯科医院

萬田陽介　MANDA Yousuke
岡山大学学術研究院医歯薬学域咬合・有床義歯補綴学分野　助教

これからはじめる
歯科医のための科学英語論文ガイド
ジャーナル・論文のしくみがわかると
読み方も書き方も上手くなる　　　　　　ISBN978-4-263-44748-2

2025年1月20日　第1版第1刷発行

　　　　　　編　著　兒　玉　直　紀
　　　　　　発行者　白　石　泰　夫
　　　　　　発行所　医歯薬出版株式会社

〒113-8612　東京都文京区本駒込1-7-10
　TEL（03）5395-7638（編集）・7630（販売）
　FAX（03）5395-7639（編集）・7633（販売）
　　　　　　　　https://www.ishiyaku.co.jp/
　　　　　　　　　　　郵便振替番号 00190-5-13816

乱丁，落丁の際はお取り替えいたします　　印刷・木元省美堂／製本・愛千製本所
　　　　　　　　　　　Ⓒ Ishiyaku Publishers, Inc., 2025. Printed in Japan

本書の複製権・翻訳権・翻案権・上映権・譲渡権・貸与権・公衆送信権（送信可能化権を含む）・口述権は，医歯薬出版㈱が保有します．
本書を無断で複製する行為（コピー，スキャン，デジタルデータ化など）は，「私的使用のための複製」などの著作権法上の限られた例外を除き禁じられています．また私的使用に該当する場合であっても，請負業者等の第三者に依頼し上記の行為を行うことは違法となります．

JCOPY＜出版者著作権管理機構 委託出版物＞
本書をコピーやスキャン等により複製される場合は，そのつど事前に出版者著作権管理機構（電話 03-5244-5088，FAX 03-5244-5089，e-mail：info@jcopy.or.jp）の許諾を得てください．